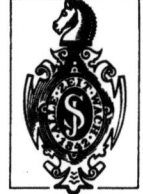

Monographien aus dem
Gesamtgebiete der Psychiatrie

71

Herausgegeben von
H. Hippius, München · W. Janzarik, Heidelberg
C. Müller, Onnens (VD)

Band 62 **Suizid und Sterblichkeit neuropsychiatrischer Patienten**
Mortalitätsrisiken und Präventionschancen
Von A. Genz

Band 63 **Psychopathologie und Verlauf der postakuten Schizophrenie**
Von H. A. Kick

Band 64 **Neuroendokrinologie und Schizophrenieforschung**
Von F. Müller-Spahn

Band 65 **Affektive, schizoaffektive und schizophrene Psychosen**
Eine vergleichende Langzeitstudie
Von A. Marneros, A. Deister und A. Rohde

Band 66 **Jahreszeit und Befindlichkeit in der Allgemeinbevölkerung**
Eine Mehrebenenuntersuchung zur Epidemiologie,
Biologie und therapeutischen Beeinflußbarkeit (Lichttherapie)
saisonaler Befindlichkeitsschwankungen
Von S. Kasper

Band 67 **Biologische Korrelate der Angst
bei psychiatrischen Erkrankungen**
Von M. Albus

Band 68 **Die depressive Reaktion**
Probleme der Klassifikation, Diagnostik und Pathogenese
Von T. Bronisch

Band 69 **Therapie und Verlauf von Alkoholabhängigkeit**
Auswirkungen auf Patient und Angehörige
Von M. M. Fichter und U. Frick

Band 70 **Die oneiroide Erlebnisform**
Zur Problemgeschichte und Psychopathologie
des Erlebens fiktiver Wirklichkeiten
Von M. Schmidt-Degenhard

Band 71 **Alkohol und Gehirn**
Über strukturelle und funktionelle Veränderungen
nach erfolgreicher Therapie
Von K. Mann

Karl Mann

Alkohol und Gehirn

Über strukturelle und funktionelle Veränderungen
nach erfolgreicher Therapie

Mit einem Geleitwort von H. Heimann

Mit 4 Abbildungen

Springer-Verlag
Berlin Heidelberg New York
London Paris Tokyo
Hong Kong Barcelona
Budapest

Priv.-Doz. Dr. Karl Mann
Oberarzt der Klinik
Leiter der Arbeitsgruppe Alkoholismusforschung
Psychiatrische Universitätsklinik
Osianderstraße 22

W-7400 Tübingen

Dieses Buch wurde 1992 für hervorragende Leistungen auf dem Gebiet der biologischen Erforschung psychiatrischer Erkrankungen mit dem Forschungspreis der Deutschen Gesellschaft für Biologische Psychiatrie ausgezeichnet.

ISBN-13:978-3-642-84650-2   e-ISBN-13:978-3-642-84649-6
DOI: 10.1007/978-3-642-84649-6

Die Deutsche Bibliothek – CIP-Einheitsaufnahme
Mann, Karl:
Alkohol und Gehirn: über strukturelle und funktionelle Veränderungen nach erfolgreicher Therapie/Karl Mann. Mit einem Geleitw. von H. Heimann. – Berlin; Heidelberg; New York; London; Paris; Tokyo; Hong Kong; Barcelona; Budapest: Springer, 1992
  (Monographien aus dem Gesamtgebiete der Psychiatrie; Bd. 71)
  ISBN-13:978-3-642-84650-2
NE: GT

Dieses Werk ist urheberrechtlich geschützt. Die dadurch begründeten Rechte, insbesondere die der Übersetzung, des Nachdrucks, des Vortrags, der Entnahme von Abbildungen und Tabellen, der Funksendung, der Mikroverfilmung oder der Vervielfältigung auf anderen Wegen und der Speicherung in Datenverarbeitungsanlagen, bleiben, auch bei nur auszugsweiser Verwertung, vorbehalten. Eine Vervielfältigung dieses Werkes oder von Teilen dieses Werkes ist auch im Einzelfall nur in den Grenzen der gesetzlichen Bestimmungen des Urheberrechtsgesetzes der Bundesrepublik Deutschland vom 9. September 1965 in der jeweils geltenden Fassung zulässig. Sie ist grundsätzlich vergütungspflichtig. Zuwiderhandlungen unterliegen den Strafbestimmungen des Urheberrechtsgesetzes.

© Springer-Verlag Berlin Heidelberg 1992
Softcover reprint of the hardcover 1st edition 1992

Die Wiedergabe von Gebrauchsnamen, Handelsnamen, Warenbezeichnungen usw. in diesem Werk berechtigt auch ohne besondere Kennzeichnung nicht zu der Annahme, daß solche Namen im Sinne der Warenzeichen- und Markenschutz-Gesetzgebung als frei zu betrachten wären und daher von jedermann benutzt werden dürften.

Produkthaftung: Für Angaben über Dosierungsanweisungen und Applikationsformen kann vom Verlag keine Gewähr übernommen werden. Derartige Angaben müssen vom jeweiligen Anwender im Einzelfall anhand anderer Literaturstellen auf ihre Richtigkeit überprüft werden.

Satz: Reproduktionsfertige Vorlage vom Autor
25/3130-5 4 3 2 1 0 – Gedruckt auf säurefreiem Papier

Geleitwort

Die Alkoholismusforschung ist ein von der Psychiatrie vernachlässigtes Forschungsgebiet. Dies ist um so bedenklicher, als die Väter der deutschsprachigen Psychiatrie, Emil Kraepelin und Eugen Bleuler, die soziale Bedeutung des Alkoholismus klar erkannten und sich für eine Bekämpfung durch Aufklärung und Therapie entschlossen einsetzten. Die zerebralen Folgen des Alkoholabusus sind jedoch in der Psychiatrie nicht nur wegen ihren psychosozialen Konsequenzen bedeutsam, sondern sie bilden ein wichtiges Modell der Neurobiologie psychischer Störungen, dessen Bedeutung weit über die Suchtproblematik des Alkoholismus hinausgeht: Es erlaubt eine Erfassung der Wirkung einer klar definierten Noxe auf menschliches Verhalten in chronischer Einwirkung und den Nachweis dieser Wirkungen auf Strukturen und Funktionen des Gehirns. Nach Abstinenz lassen sich auch restitutive Prozesse überprüfen. An diesem neurobiologischen Modell können prospektive Mehrebenenuntersuchungen durchgeführt werden, deren Ergebnisse auch für andere zerebrale und psychische Störungen von Bedeutung sein können, welche die Beziehung von strukturellen zu funktionellen Veränderungen des Gehirns betreffen.

In dem vorliegenden Buch werden die Ergebnisse einer solchen prospektiven Studie zur Beziehung von meßbaren strukturellen und funktionellen toxischen Schädigungen des Gehirns und ihre Restitution nach Abstinenz zusammengefaßt und mit den bereits bekannten Befunden der neurobiologischen Literatur verglichen. Die Tübinger Alkoholismusstudie betrifft interdisziplinär die computertomographischen und magnetresonanztopographischen Analysen der zerebralen Struktur unter chronischer Alkoholwirkung und die damit verbundenen neuropsychologischen Funktionsausfälle, respektive ihre partiellen Restitutionen nach Abstinenz.

Als praktisches, für die Behandlung von Alkoholkranken wesentlichstes Ergebnis wird einwandfrei nachgewiesen, daß Abstinenz nicht nur zu einer Wiederentfaltung des durch Alkohol geschrumpften Gehirns führt, sondern auch zu wesentlichen, durch neuropsychologische Methoden meßbaren Verbesserungen der geschädigten Funktionen, insbesondere der "komplexen kognitiven Fähigkeiten" und der "visuomotorischen Koordination". Diese empirischen Befunde ergeben ein wichtiges Argument für die Motivierung von Alkoholkranken zu einer adäquaten Therapie und zur Totalabstinenz, ein Argument, das über die selbstverständlichen Verbesserungen der sozial gestörten Beziehungen hinausgeht.

Ferner wird dargestellt, daß die strukturelle und funktionelle Wiederherstellung nach Abstinenz höchstwahrscheinlich nicht, wie man vermutet hatte, durch Wassereinlagerung oder durch eine Änderung der Cortisolsekretion zu erklären ist, sondern durch Regeneration des neuralen Netzwerkes, ein hoffnungsvoller Ausblick.

Die Darstellung besticht durch Präzision und Nüchternheit, insbesondere deshalb, weil die Studie durch den Vergleich funktioneller und struktureller Befunde vor und nach einer 5wöchigen, 6monatigen und 3jährigen Abstinenz mit Berücksichtigung einer echten Kontrollgruppe erfolgte. Funktionelle Verbesserungen werden bei den Patienten mit empirischen Dichtemessungen im Computertomogramm von wichtigen zerebralen Gebieten in Beziehung gesetzt, z. B. dem Thalamus, wodurch für die Forschung Neuland betreten wird und die hoffnungsvollen Befunde der Regeneration erhärtet werden.

Das vorliegende Werk bietet für Psychiater, Psychologen, Sozialpädagogen und Sozialarbeiter, die sich mit den neurobiologischen Folgen des Alkoholismus auseinandersetzen müssen, eine wichtige Grundlage. Es gibt vielen, bisher nur vermuteten oder erhofften, aber auch vernachläßigten Fakten des Problems "Alkoholismus und Gehirn" empirische Begründungen.

Tübingen   Prof. Dr. Hans Heimann

Vorwort

Dieses Buch basiert auf Befragungen und Untersuchungen von alkoholabhängigen Männern und gesunden Kontrollpersonen. Viele der Patienten kamen in einer krisenhaften Lebenssituation zur Behandlung. Auch wenn in der weiteren Darstellung "die individuelle Einzelgestalt des Kranken in einem überprüfbaren Merkmalszusammenhang verschwindet" (Heimann 1991) und das Einzelschicksal hinter gruppenstatistischen Auswertungen unkenntlich wird, sei allen sehr herzlich für die Bereitschaft gedankt, trotz ihrer akuten Probleme an den oft aufwendigen Untersuchungen teilzunehmen! Erfreulicherweise war die Behandlung für die überwiegende Mehrzahl der Patienten erfolgreich.

Der Autor versteht die Alkoholkrankheit als neurobiologisches Modell mit dem "zur Aufhellung des Dunkelfeldes zwischen ursächlicher Noxe und der Manifestation psychopathologischer Symptomatik beigetragen werden kann" (Hippius u. Matussek 1978). Die Untersuchung wurde als kontrollierte, prospektive Verlaufsstudie über 3 Jahre mit 4er Meßzeitpunkten angelegt. Sie umfaßt eine Vielzahl unterschiedlicher inhaltlicher Aspekte, so daß die Gliederung vom üblichen Schema abweichen muß. Statt eines einzigen Literatur-, Methodik- und Ergebnisteils werden die einzelnen Forschungsinhalte jeweils zusammenhängend dargestellt. Innerhalb der Kapitel konnte folgendes Schema weitgehend eingehalten werden:

1. Stand der Forschung,
2. Methodik,
3. eigene Ergebnisse,
4. Diskussion der Ergebnisse.

Angesichts des Umfanges der Studie muß nicht betont werden, daß zu ihrem Gelingen viele Kolleginnen und Kollegen Beiträge leisteten.

Herrn Prof. Dr. H. Heimann danke ich herzlich für zahlreiche wissenschaftliche Anregungen und stets spürbare persönliche Unterstützung. Er initiierte und leitete das Projekt während der 3 Jahre, in denen es von der

Deutschen Forschungsgemeinschaft gefördert wurde. Herr Dr. H. W. Schied übernahm bis zu seinem Weggang aus der Klinik die Koordination der Studie. Für seine Beiträge bin ich ihm sehr verbunden. Herr Priv.-Doz. Dr. G. Schroth führte gemeinsam mit Herrn U. Klose und Herrn T. Nägele die kernspintomographischen Untersuchungen durch. Herr Dr. D. Petersen übernahm sämtliche computertomographischen Untersuchungen. Nur durch die wohlwollende Unterstützung des Direktors der Abteilung für Neuroradiologie an der Universität Tübingen, Herrn Prof. Dr. K. Voigt, war eine so umfangreiche Studie möglich. Frau Dr. C. Wegner und Herrn B. Overberg gebührt Dank für die Zusammenstellung der neuropsychologischen Testbatterie bzw. für die Durchführung der Patientenuntersuchungen. Die ersten Auswertungen wurden von Herrn S. Taubert durchgeführt. Hieran waren in besonderem Maße Herr Dr. A. Schupmann, Herr Dr. F. Stetter und Herr Dr. A. Batra beteiligt. Spätere Auswertungen wurden von Herrn J. Jojart, Herrn H. Schmid und Herrn Dr. A. Günthner geleistet. Mein Dank gilt weiterhin Frau B. Wolf, Frau H. Sebastian, Frau M. Carli und Herrn G. Bizenberger für ihre wertvollen organisatorischen Hilfen. Herzlich bedanken möchte ich mich auch bei den beteiligten Doktorandinnen und Doktoranden H. Opitz, G. Mundle, M. Strayle, P. Hunkeler, M. Abel, T. Nägele und L. Kohlmann.

Größter Dank gebührt schließlich den Schwestern und Pflegern der Spezialstation für Alkoholabhängige! Neben ihrem großen Engagement für die Patienten fanden sie Zeit zur Unterstützung der Forschungsprojekte. Damit haben sie einen wesentlichen Beitrag zum Gelingen geleistet.

Tübingen   Karl Mann

Inhaltsverzeichnis

1	Einleitung	1
1.1	Alkoholabhängigkeit als neurobiologisches Modell	1
1.2	Definition und Diagnostik des Alkoholismus	2
1.3	Epidemiologie und sozioökonomische Bedeutung	5
1.4	Fragestellungen der Untersuchung	8
2	**Versuchsplan, Stichprobe und klinische Ergebnisse**	9
2.1	Versuchsplan	9
2.1.1	Rahmenbedingungen	9
2.1.2	Diagnostik	10
2.1.3	Vorgeschichte und spezielle Trinkanamnese	10
2.1.4	Zeitpunkte der Untersuchungen	10
2.2	Gewinnung der Versuchspersonen	11
2.2.1	Ein- und Ausschlußkriterien	11
2.2.2	Rekrutierung der Kontrollgruppe	12
2.3	Beschreibung der Stichprobe	12
2.3.1	Therapieabbrecher und fehlende Daten	12
2.3.2	Diagnostik	12
2.3.3	Vorgeschichte und spezielle Trinkanamnese	13
2.3.4	Soziodemographische und forensische Daten	13
2.3.5	Psychopathologie	15
2.3.6	Klinische und laborchemische Befunde	15
2.3.7	Kontrollen	16
2.4	Behandlungsergebnisse und Katamnese	16
2.5	Diskussion	17
2.5.1	Auswahl und Charakteristika der Stichproben	17
2.5.2	Gültigkeit und Zuverlässigkeit anamnestischer Daten	19
2.5.3	Behandlungsergebnisse	21
3	**Untersuchungen der Gehirnmorphologie**	25
3.1	Stand der Forschung	25
3.1.1	Neuropathologie des Alkoholismus	25

3.1.1.1	Humanpathologie	25
3.1.1.2	Tiermodelle zur Neurotoxizität von Äthanol	26
3.1.2	Untersuchungen mit bildgebenden Verfahren	29
3.1.2.1	Pneumenzephalographie	29
3.1.2.2	Computertomographie	29
3.1.2.3	Magnetresonanztomographie	31
3.1.3	Korrelationen zwischen Hirnmorphologie, Anamnese und klinischen Befunden	32
3.1.3.1	Trinkmengen	32
3.1.3.2	Trink- und Abhängigkeitsdauer	32
3.1.3.3	Leberstatus und Erythrozytenvolumen	32
3.1.3.4	Geschlecht	33
3.2	Methodik der bildgebenden Verfahren	34
3.2.1	Eigene Untersuchungen	34
3.2.2	Diskussion der CT-Methodik	37
3.3	Ergebnisse der eigenen Untersuchungen	38
3.3.1	Vergleich der Liquorräume von Patienten und Kontrollen zu Beginn der Untersuchung (U1)	38
3.3.2	Beziehung zwischen Hirnmorphologie, Anamnese und Laborbefunden	39
3.4	Diskussion der Ergebnisse	40
4	**Rückbildung der Hirnatrophie unter Abstinenzbedingungen**	**45**
4.1	Stand der Forschung	45
4.1.1	Neuropathologische Verlaufsuntersuchungen am Tiermodell	45
4.1.2	Verlaufsuntersuchungen mittels bildgebender Verfahren	46
4.1.2.1	Erfassung von Liquorräumen	46
4.1.2.2	Untersuchungen der CT-Dichte	47
4.1.2.3	Magnetresonanztomographische Untersuchungen	49
4.2	Methodik der eigenen Untersuchungen	50
4.2.1	Bestimmung der CT-Dichte	50
4.2.1.1	Auswahl der Meßareale	50
4.2.1.2	Berücksichtigung von Fehlerquellen	51
4.2.1.3	Durchführung und Auswertung der Dichtemessungen	52
4.2.2	Methodik der magnetresonanztomographischen Untersuchungen	53
4.2.3	Diskussion der Methoden	54
4.2.3.1	CT-Volumetrie im Zeitverlauf	54
4.2.3.2	CT-Dichtemessungen im Zeitverlauf	54
4.2.3.3	Magnetresonanztomographie im Zeitverlauf	54
4.3	Ergebnisse der Verlaufsuntersuchungen	55
4.3.1	CT-Volumetrie	55
4.3.2	Veränderungen der CT-Dichte	56
4.3.3	MRT-Liquorvolumina und Relaxationszeiten	57

4.4	Diskussion der Ergebnisse	58
4.4.1	CT-Volumetrie	58
4.4.2	Densitometrie	58
4.4.3	Magnetresonanztomographie	59
5	**Untersuchungen von Gehirnfunktionen**	**61**
5.1	Stand der Forschung	61
5.1.1	Psychopathologische Syndrome	61
5.1.2	Neuropsychologie der kognitiven Leistungen	62
5.2	Methodik der neuropsychologischen Untersuchungen	63
5.2.1	Eigene Untersuchungen	63
5.2.1.1	Verwendete Testverfahren	63
5.2.1.2	Statistische Auswertung	66
5.2.2	Diskussion der Methodik	66
5.3	Eigene Ergebnisse	67
5.3.1	Vergleich der Alkoholpatienten mit den gesunden Kontrollen	67
5.3.2	Korrelationen von psychischen Leistungen, Anamnese und Depressivität	71
5.4	Diskussion der neuropsychologischen Ergebnisse	72
6	**Rückbildung hirnfunktioneller Defizite unter Abstinenzbedingungen**	**73**
6.1	Stand der Forschung	73
6.1.1	Verbesserung kognitiver Leistungen	73
6.2	Methodik	74
6.2.1	Methodik der eigenen Verlaufsuntersuchungen	74
6.2.2	Diskussion der Methodik	74
6.3	Eigene Ergebnisse	75
6.3.1	Verbesserung kognitiver Leistungen in 5 Wochen (U1-U2)	75
6.3.2	Verbesserung kognitiver Leistungen in 6 Monaten (U1-U3)	76
6.3.3	Verbesserung kognitiver Leistungen nach 3jähriger Abstinenz (U1-U4)	78
6.4	Diskussion der Ergebnisse	78
7	**Beziehungen zwischen Struktur und Funktion des Gehirns**	**81**
7.1	Stand der Forschung	81
7.1.1	Korrelationen zu Behandlungsbeginn (Querschnittuntersuchung)	81
7.1.2	Korrelationen abstinenzbedingter Veränderungen im Verlauf (Längsschnittuntersuchung)	84
7.2	Methodik	84
7.2.1	Methoden und Hypothesen der eigenen Untersuchung	85
7.2.2	Diskussion der Methodik	86
7.3	Eigene Ergebnisse	86
7.3.1	Beziehung von Hirnstruktur und Funktion (Querschnitt)	86

7.3.2	Korrelationen der neuropsychologischen Verbesserungen mit den CT-Veränderungen (Längsschnittuntersuchung)	87
7.4	Diskussion der Ergebnisse	88
7.4.1	Querschnittuntersuchung (U1)	88
7.4.2	Verlauf	89
7.5	Appendix: Multivariater Mehrebenenvergleich	90
7.5.1	Methodik	90
7.5.2	Ergebnisse	92
7.5.3	Zusammenhang mit den neuropsychologischen Leistungen und Interpretation	94
8	**Bedeutung der Ergebnisse für die pathogenetischen Hypothesen**	**95**
8.1	Rehydratationshypothese	95
8.2	Regenerationshypothese	96
8.3	Die pathogenetische Bedeutung von Kortikosteroiden	97
9	**Zusammenfassung**	**99**
	Literatur	103
	Sachwortverzeichnis	123
	Anhang	127

1 Einleitung

1.1 Alkoholabhängigkeit als neurobiologisches Modell

Erasistratos von Alexandria beschäftigte sich schon im 3. Jahrhundert vor Christus mit Struktur und Funktion des Gehirns. Im Vergleich zum Tier fand er die Großhirnwindungen beim Menschen am vielfältigsten entwickelt und brachte dies mit der überlegenen Intelligenz des Menschen in Zusammenhang (Grünthal 1957). Erst 2000 Jahre später begann die Wissenschaft sich erneut für das Großhirnrelief zu interessieren. Die in der Antike formulierte Frage wurde in der Demenzforschung neu gestellt.

Neben den Demenzen kann v. a. die *Alkoholkrankheit als neurobiologisches Modell* betrachtet werden, das die Untersuchung neuronaler Abbauprozesse mit den entsprechenden Verhaltensänderungen *am Menschen direkt* erlaubt. Im Gegensatz zur Irreversibilität dementieller Prozesse (z.B. beim Morbus Alzheimer) bietet die Alkoholkrankheit den methodischen Vorteil, Regenerations- und Restitutionsvorgänge unter Abstinenzbedingungen zu untersuchen und damit Einblick in die Plastizität des menschlichen Gehirns zu gewinnen.

Mit diesem experimentellen Ansatz sind Veränderungsmessungen in der Zeit im Rahmen einer Mehrebenenforschung möglich. Die Ebene der Gehirnmorphologie kann durch bildgebende Verfahren (Computer- und Magnetresonanztomographie) erfaßt werden. Auf der psychischen Leistungsebene werden Veränderungen in Leistungstests gemessen, die für organische Beeinträchtigungen sensibel sind. Die Meßgrößen lassen sich mittels multivariater Methoden hinsichtlich ihres Beitrags zur Beschreibung von Alkoholabhängigen ordnen. Damit werden auf verschiedenen Befundebenen erhobene Variablen unmittelbar vergleichbar.

Die vorliegende Monographie behandelt Art, Ausmaß und Reversibilität cerebraler Veränderungen bei Alkoholabhängigen. Über diese Folgeschäden hinaus beschäftigt sich neurobiologische Suchtforschung mit Modellen zur Entstehung und Aufrechterhaltung süchtigen Verhaltens. Einige neue Erkenntnisse aus diesem Bereich sind für das Verständnis der Alkoholwirkungen auf das Nervensystem des Menschen bedeutsam und sollen kurz skizziert werden.

Alkohol wirkt ähnlich wie andere Drogen als positiver Verstärker auf das Belohnungssystem (Weeks 1962). Dabei werden u.a. mesolimbische Hirnstrukturen stimuliert mit Freisetzung von Dopamin (DiChiara u. Imperato 1988). Bei akuter Alkoholgabe und im Entzug steigen die ß-Endorphine (Gianoulakis u. Barcomb 1987), während chronischer Konsum zu ihrem Absinken führt (Schulz et al. 1980). Eine "pharmakogene Streßreaktion" mit Cortisolfreisetzung tritt bei akuter Alkoholgabe und im Entzug auf (Koalick u. Kemper 1989).

Alkohol beeinflußt nicht nur die synaptische Übertragung durch Neurotransmitter und Neuromodulatoren, sondern auch die gesamte zelluläre Transduktionskaskade, also die Second und Third-messenger-Systeme. Alkoholwirkungen scheinen über das Glutamat/NMDA-Rezeptorsystem vermittelt zu werden, wo sich dosisabhängig erregende oder hemmende Wirkungen entfalten (Lima-Landman u. Albuquerque 1989). Damit zeichnet sich eine wichtige Erweiterung der bisher gültigen Überzeugung einer unspezifischen Membranwirkung des Alkohols ab.

Fast alle der genannten Befunde wurden am Tiermodell gewonnen. Einige scheinen empirisch so weit gesichert, daß sie pathophysiologische Vorgänge wie Toleranz, zerebrale Krampfanfälle, Entzug, Delir oder Alkoholverlangen ("craving") auch beim Menschen modellhaft erklären können. In manchen Bereichen ist bereits die Schwelle für eine klinische Anwendung, z.B. durch die Entwicklung von Anticravingsubstanzen zur Unterstützung der psychotherapeutischen Rezidivprophylaxe erreicht.

Die Alkohol- und Drogenabhängigkeit des Menschen bleibt jedoch als neurobiologisches Modell unverzichtbar, da nur so über die klinische Anwendbarkeit der im Tierversuch gewonnenen Ergebnisse entschieden werden kann. Angesichts der Komplexität der Fragen ist Alkoholismusforschung nur in interdisziplinärer Zusammenarbeit fruchtbar. Unklare oder mangelhaft operationalisierte Termini erschweren jedoch häufig das Verständnis über Fachgrenzen hinweg. Eine Klärung der im folgenden verwendeten Begriffe und Definitionen erscheint somit angebracht.

1.2 Definition und Diagnostik des Alkoholismus

Die Geschichte der Definitionen von Alkoholismus, Alkoholabusus und Alkoholabhängigkeit reicht ins 19. Jhh. zurück. Magnus Huss, ein schwedischer Arzt, prägte 1852 den Begriff "Alcoholismus chronicus". Er verstand darunter körperliche Schäden im Gefolge von chronischem Alkoholkonsum. Um die Jahrhundertwende wurde vermutet, daß Phänomene, die später Toleranz, Kontrollverlust und Entzugserscheinungen genannt wurden, am ehesten durch neurotoxische Wirkungen von Äthanol zu erklären seien (Crothers 1911).

Fünfzig Jahre später gab es sehr divergierende Auffassungen:

- Die Mitglieder der American Medical Association betrachteten Alkoholismus als eine psychogene Krankheit ohne greifbare Ursache oder Strukturveränderung. Sie gehöre am ehesten in die Kategorie "soziopathische Persönlichkeitsstörungen" (KELLER 1960).
- In der Definition der World Health Organisation (WHO 1952) wurden körperliche, psychische und soziale Aspekte berücksichtigt: "Alkoholiker sind exzessive Trinker, deren Abhängigkeit vom Alkohol einen solchen Grad erreicht hat, daß sie deutliche Störungen oder Konflikte in ihrer körperlichen und seelischen Gesundheit, ihren mitmenschlichen Beziehungen, ihren sozialen und wirtschaftlichen Funktionen aufweisen oder Prodrome einer solchen Entwicklung zeigen".
- Jellinek (1960) definierte Alkoholismus als "jeglichen Gebrauch von alkoholischen Getränken, die dem Individuum oder der Gesellschaft oder beiden Schaden zufügt".

Zu Forschungszwecken wurden seit Mitte der 70er Jahre *operationalisierte Kriterien* formuliert, die valide und reliable Diagnosestellungen ermöglichen sollten. Dabei konnte auf frühe Ansätze zu einer Abgrenzung von "abhängigen Trinkern" zurückgegriffen werden (Palmer 1898). Eine rein psychologische Abhängigkeit genügte nicht, um als krankhafter Trinker eingestuft zu werden, entscheidend war das körperliche Verlangen nach Alkohol. Das Hauptmerkmal zur Unterscheidung von exzessiven Trinkern und Alkoholabhängigen ist nach Jellinek (1952) der "Kontrollverlust". Der Alkoholabhängige verliert die Kontrolle über einen einmal begonnen Alkoholkonsum. In der Regel resultiert daraus eine Volltrunkenheit ungeachtet eines bestehenden Problembewußtseins und entsprechender Vorsätze.

Die Konzeption Jellineks wurde sowohl von der WHO in der 9. Version der International Classification of Diseases (ICD 9; Degkwitz et al. 1980), als auch von der American Psychiatric Association (APA 1980) in der dritten Version des Diagnostic and Statistical Manual of Mental Disorders (DSM III) übernommen. Alkoholmißbrauch und Alkoholabhängigkeit wurden unterschieden, wobei nach DSM-III-Kriterien für die Alkoholabhängigkeit eine Toleranzentwicklung und/oder Entzugserscheinungen gefordert werden (s. Anlage und Kapitel 2.22).

In den Research Diagnostic Criteria (RDC, Spitzer et al. 1978) wird zur Diagnose "Alkoholismus" das Vorliegen von mindestens 3 Merkmalen aus einer Liste von 20 gefordert bei einer Dauer von mindestens einem

Monat. Die Merkmale sind eine Kombination von Symptomen der Abhängigkeit, (z.B. Entzugserscheinungen), medizinischen und sozialen Folgeschäden, Selbst- und Fremdbeurteilungen.

Edwards und Gross beschrieben 1976 ein aus 7 Merkmalen bestehendes "Abhängigkeitssyndrom". Soziale oder medizinische Folgeprobleme sind darin nicht enthalten. Hierzu wurde 1979 von Stockwell et al. ein Selbstbeurteilungsbogen vorgelegt. Wird ein Punktwert von 30 (maximal 72) überschritten, gehen die Autoren von einer gesicherten Abhängigkeit aus. Im übrigen soll die Punktzahl als Maß für die Schwere der Abhängigkeit auch prognostische Bedeutung haben, was in Längsschnittuntersuchungen einmal bestätigt (Edwards et al. 1983) und einmal nicht bestätigt werden konnte (Heather et al. 1983). Der Fragebogen wurde 1987 ins Deutsche Übertragen (Jacobi et al.).

Zu den am besten untersuchten Selbstbeurteilungsbögen gehören der Cage Test (Mayfield et al. 1974) und der "Kurzfragebogen für Alkoholismus (KFA)" (Feuerlein et al. 1976). Beide stellen wenig zeitaufwendige "Screeningverfahren" dar, sind jedoch völlig von der Mitarbeit der Patienten abhängig.

In standardisierten Interviews gewonnene Informationen sind dagegen unabhängiger von der Patientencompliance. Selzer u. Ehrlich (1967) konnten 92% einer Stichprobe von Alkoholikern richtig klassifizieren, obwohl diese die Instruktion hatten, ihre Abhängigkeit zu leugnen. Die Autoren entwickelten aus dieser Voruntersuchung den international bekannten Michigan Alcoholism Screening Test (MAST) (Selzer 1971). Er wird in Form eines strukturierten Interviews durchgeführt. 25 Fragen betreffen pathologisches Trinkverhalten, körperliche Abhängigkeit, medizinische und soziale Folgeerscheinungen und persönliche Einstellungen des Patienten.

Im deutschen Sprachraum wird der Münchner Alkoholismus Test (MALT) von Feuerlein et al. (1977) am häufigsten gebraucht. Er kombiniert Selbst- und Fremdbeurteilung. Bei maximal 52 Punkten wird ein Wert von 11 und darüber als gesicherte Alkoholabhängigkeit betrachtet. Bei 6 - 10 Punkten besteht der entsprechende Verdacht. Validität und Reliabilität des Verfahrens wurden durch in- und ausländischen Studien belegt (Gorenc et al. 1984; Athen u. Schranner 1980).

In einer eigenen Untersuchung an 78 Patienten wurden verschiedene international gebräuchliche Instrumente zur Frage ihrer Sensitivität in der Diagnostik des Alkoholismus mit der klinischen und RDC Diagnose verglichen (Mann u. Schied 1992):

Der MAST stufte alle Patienten als Alkoholiker ein, die Sensitivität lag somit bei 100 Prozent. Die Sensitivität des MALT betrug 99%. Ein Patient erhielt 10 Punkte und lag damit knapp unter der Diagnosegrenze. Im DSM III erfüllten 12 Patienten keines der erforderlichen Abhängigkeitskriterien (85%).

Die schlechte Erkennungsquote des DSM III wurde auch von anderen Autoren beschrieben (Leonhard et al. 1984; Tarter et al. 1987). Offenbar ist die Forderung nach Vorliegen von zumindest einem Abhängigkeitskriterium (Entzug und/oder Toleranz) ein zu strenger Maßstab für ein "Screeningverfahren". Nach Rounsaville (1987) ist das Kriterium "Toleranz" zu schwer operationalisierbar und sollte damit nicht zur Diagnostik einer Abhängigkeit herangezogen werden.

Diese Kritik wurde in der revidierten Fassung des DSM III (APA 1987) berücksichtigt. Die mangelnde Fähigkeit, den Alkoholkonsum zu kontrollieren, wurde erneut in den Mittelpunkt der Definition der Abhängigkeit gestellt. Damit ist die Diagnostik mittels DSM III R gut mit dem eigenen Vorgehen (s. 2.1.2) vergleichbar.

1.3 Epidemiologie und sozioökonomische Bedeutung

Vor der Einführung repräsentativer Erhebungen war die Schätzung der Alkoholismusprävalenz auf indirekte Methoden angewiesen. Sie basierten auf Informationen über Alkoholkonsum, körperliche Folgeschäden oder Anzahl alkoholbedingter Todesfälle. Solms (1975) bestimmte die Prävalenz aus dem durchschnittlichen Prokopfkonsum alkoholischer Getränke. Er kam auf einen Bevölkerungsanteil von fünf Prozent Alkoholkranken in der BRD (alte Länder) und lag somit im Bereich der Ergebnisse direkter Erhebungen.

In den letzten Jahren wurden mehrere große Feldstudien zur Bestimmung der wahren Prävalenz (selektionsfreie Häufigkeit) von Alkoholabhängigkeit und Alkoholmißbrauch durchgeführt. Nachfolgend werden einige der wichtigsten Ergebnisse skizziert. Eine übersichtliche Zusammenfassung findet sich bei Fichter (1991).
Alkoholabhängigkeit von 10,3%.
- Helgason (1964) führte eine longitudinale Untersuchung an einer repräsentativen Stichprobe von 5395 Isländern durch. Im Verlauf von knapp 5 Jahrzehnten entwickelten 9,8% der Männer einen "Alkoholismus", definiert als gewohnheitsmäßiges, exzessives Trinken. 6,5% wiesen Abhängigkeitskriterien auf.
- Hagnell u. Tunving (1972) interviewten in einer kleinen schwedischen Gemeinde knapp 98% der 950 über 20 jährigen Männer (Lundby-Studie). 4.9% betrieben Alkoholmißbrauch definiert als Toleranzerhöhung (nach DSM III Kriterien handelt es sich dabei bereits um Abhängige). Alkoholabhängige (i.S. der Autoren) mußten 2 der 3 folgenden Symptome aufweisen: Kontrollverlust, morgendliches Trinken nach Alkoholexzeß und amnestische Episoden. Sie repräsentierten weitere 5,4% der Population. Zusammen fand sich somit eine Punktprävalenz für Alkoholabhängigkeit von 10,3 %.

- In einer weiteren isländischen Studie wurde ein Fragebogen an eine Zufallsstichprobe von 3,7% der Bevölkerung (3016 Personen) gesandt (Helgason 1979). Darin berichteten 19,8% der Männer über verminderte Kontrolle, 17,3% über erhöhte Toleranz, 19,9% über amnestische Episoden und 11,1% über Erleichterungstrinken. Angaben zur Rücklaufrate der Fragebögen wurden nicht gemacht.
- Trojan (1980) stellte repräsentative Erhebungen in der BRD aus den 60er und 70er Jahren zusammen. Je nach den verwendeten Kriterien müssen zwischen 2 und 7% der erwachsenen Bevölkerung als pathologische Konsumenten betrachtet werden, etwa 20% sind völlig oder weitestgehend abstinent. Hinzu kommen schwache und starke Konsumenten zu etwa gleichen Teilen.
- In den USA wurde eine Feldstudie in 5 ausgewählten Zentren im Rahmen des "Catchment Area Program" durchgeführt. 18571 Personen wurden zwischen 1980 und 1984 mit dem standardisierten Diagnostic Interview Schedule (DIS) befragt. Die Monatsprävalenz für Alkoholabhängigkeit und -mißbrauch (DSM III Kriterien) lag für Männer und Frauen zusammen zwischen 2,0 und 4,3% (Regier et al. 1988). Die Halbjahresprävalenz betrug im Mittel 4,7%, die Lebensprävalenz 13,3% (Myers et al. 1984). Bei den Männern war Alkoholismus die häufigste aller psychiatrischen Diagnosen mit einer Halbjahresprävalenz von 9%.
- Dilling, Weyerer und Castell (1984) führten eine Feldstudie im oberbayrischen Landkreis Traunstein durch (n=1688). Sie fanden bei 3,7% (Punktprävalenz) der erwachsenen Bevölkerung als Hauptdiagnose einen "behandlungsbedürftigen Alkoholismus". Unter Berücksichtigung von Nebendiagnosen ergab sich eine Prävalenz von 4,6%.
- Fichter (1991) untersuchte diese Stichprobe etwa 5 Jahre später nach. Der alkoholbezogene Fragenkomplex wurde stark erweitert. Für die Gesamtstichprobe von Männern und Frauen zeigte sich eine Erhöhung der Punktprävalenz auf 8,5% für Alkoholabhängigkeit/mißbrauch. Betrachtet man nur die über 20 jährigen Männer fand sich in 7,1% ein "behandlungsbedürftiger Alkoholismus". Weitere 7,9% zeigten einen pathologischen Alkoholkonsum, der zum Zeitpunkt der Erhebung noch nicht als behandlungsbedürftig eingeschätzt wurde. Auf die Bevölkerung von etwa 20 Mio erwachsener Männer in der BRD bezogen, würden sich 1,42 Mio behandlungsbedürftige Männer ergeben. Weitere 1,58 Mio hätten "leichtere" Alkoholprobleme (Fichter et al. 1986).

Die Behandlungsprävalenz, d.h. der Anteil an Alkoholabhängigen in Kliniken und Krankenhäusern, wurde von mehreren Autoren mit dem Münchner Alkoholismustest (MALT) untersucht. Elf Prozent der Patienten eines oberbayrischen Kreiskrankenhauses wurden als "sichere Alkoholiker" (Punktwert 11 oder mehr) ermittelt (Athen u. Schranner 1980). Auerbach u. Melchertsen (1981) fanden 31% Alkoholabhängige unter den

Patienten der Psychiatrischen Klinik, 14% in der Medizinischen und 7,2% in der Chirurgischen Klinik der Medizinischen Hochschule Lübeck. Möller et al. (1987) untersuchten Patienten einer traumatologisch-chirurgischen Abteilung (19 % Alkoholabhängige) und einer nichttraumatologisch-chirurgischen Abteilung (9% Alkoholabhängige).

Die sozioökonomische Bedeutung des Alkoholismus: Die präzise Berechnung aller durch Alkoholkonsum verursachten Kosten ist unmöglich. Es wurden jedoch Methoden entwickelt, die eine Schätzung der Größenordnung des Problems erlauben. Dabei werden 3 Kategorien unterschieden:

- Kosten für die Behandlung der Abhängigkeit und ihrer medizinischen Folgen,
- Einbußen durch den Verlust an Arbeitsproduktivität infolge Alkoholmißbrauchs und
- finanzielle Verluste, die der Gesellschaft durch alkoholbedingte vorzeitige Todesfälle entstehen.

Auf dieser Basis wurden die jährlich in den USA anfallenden Verluste auf 70 bis 89 Mrd Dollar veranschlagt (Harwood et al. 1984). Mit ca. 6 Mrd machen die unmittelbaren Kosten für Entwöhnung und Behandlung der medizinischen Folgeschäden dabei einen eher geringen Teil aus (Rice et al. 1990).

In Deutschland gibt es keine vergleichbaren Berechnungen. Bei einem höheren Prokopfverbrauch an reinem Alkohol (BRD: 11,9 l; USA: 9,8 l) muß jedoch vermutet werden, daß die Probleme kaum geringer sein können als in den USA. So wurden 1989 in der BRD (alte Länder) 1488 Menschen bei alkoholbedingten Verkehrsunfällen getötet und 46500 verletzt. Die Einnahmen aus der Alkoholsteuer betrugen 1989 6,02 Mrd DM (Deutsche Hauptstelle gegen die Suchtgefahren 1991). Anders als in einigen nordeuropäischen Ländern gibt es in Deutschland keine gesetzliche Verpflichtung, einen Teil der Steuereinnahmen für die Erforschung der Suchtkrankheiten einzusetzen. Allerdings ist in den letzten Jahren eine zunehmende Bereitschaft seitens der Deutschen Forschungsgemeinschaft und des Bundesministeriums für Forschung und Technologie zu konstatieren, empirische Untersuchungen aus dem Suchtbereich zu fördern.

1.4 Fragestellungen der Untersuchung

An der Eberhard-Karls-Universität Tübingen wurde 1985 ein Sonderforschungsbereich zur "Neurobiologie des Verhaltens und seiner pathologischen Abweichungen" eingerichtet (Sprecher: Prof. Dr. J. Dichgans). Seitens der psychiatrischen Universitätsklinik lag es nahe, ein Alkoholismusprojekt vorzuschlagen, welches einerseits auf jahrzehntelange Erfahrungen im therapeutischen Umgang mit Alkoholabhängigen zurückgreifen und andererseits die heuristischen Möglichkeiten des "neurobiologischen Modells Alkoholabhängigkeit" nutzen konnte. Die Untersuchung der "Störungen der Informationsverarbeitung bei chronischen Alkoholikern vor und nach Entwöhnungsbehandlung" (Projektleiter: Prof. Dr. H. Heimann) wurde in enger Zusammenarbeit mit der Abteilung für Neuroradiologie (Direktor: Prof. Dr. K. Voigt) erstellt und von 1986 -1988 finanziell gefördert.

Die Hauptziele waren:
- neurobiologische (hirnmorphologische und hirnfunktionelle) Unterschiede zwischen Alkoholabhängigen und gesunden Kontrollpersonen zu erfassen und Korrelationen beider Befundebenen zu berechnen;
- festzustellen, inwieweit morphologische und funktionelle Veränderungen bei Alkoholabhängigen unter kontrollierten Abstinenzbedingungen reversibel sind;
- die Hypothese zu prüfen, ob es unter Abstinenzbedingungen zu einer vermehrten Wassereinlagerung ins Hirnparenchym kommt und so die abstinenzbedingte Reversibilität der alkoholischen Hirnatrophie erklärt werden kann. Die Alternativhypothese einer echten Regeneration vorgeschädigter Nervenzellen hätte nicht nur wissenschaftliche sondern auch praktisch-therapeutische Bedeutung.

Neben den Hauptzielen wurden differenzierte Einzelhypothesen geprüft. Sie wurden im jeweiligen Kapitel formuliert.
Die Studie wurde prospektiv angelegt und an 49 alkoholabhängigen Männern und 49 gesunden Kontrollpersonen durchgeführt.

2 Versuchsplan, Stichprobe und klinische Ergebnisse

2.1 Versuchsplan

2.1.1 Rahmenbedingungen

Auf einer Spezialstation für Alkoholkranke an der Psychiatrischen Universitätsklinik Tübingen werden alle 6 Wochen je 12-13 behandlungswillige und geeignete (s. unten) Alkoholabhängige stationär aufgenommen und einer intensiven Behandlung in geschlossenen Gruppen unterzogen. Nach 6 Wochen werden die Patienten gemeinsam entlassen. Die nachfolgende, einjährige, ambulante Gruppentherapie wird in gleicher Zusammensetzung durchgeführt. Somit können Patienten und Gruppentherapeuten insgesamt 1 Jahr und 6 Wochen miteinander arbeiten. Ein derartiges Therapieprogramm ist nicht für alle Alkoholabhängige geeignet. Die Auswahl erfolgt in ambulanten Vorgesprächen, wobei die Gemeindenähe (maximal 60 km Entfernung) ein wesentliches Kriterium darstellt. Von jährlich etwa 300 untersuchten Patienten ist je ein Drittel nicht motiviert, irgendeine Behandlung zu machen, ein Drittel wird in längere Behandlungen vermittelt, und etwa 100 Patienten werden stationär aufgenommen.

Die strikte Einhaltung der Alkoholabstinenz wird in unregelmäßigen Abständen durch Atemluftanalyse und ggf. durch Serumuntersuchung kontrolliert. Routinemäßig werden Urinanalysen nach Drogen (Morphine, Kannaboide), Benzodiazepinen, Hypnotika und Analgetika vorgenommen. Bei den Patienten der Studie fanden sich keine Hinweise auf die Einnahme von Alkohol oder Drogen.

2.1.2 Diagnostik

Die Diagnose "chronischer Alkoholismus" wurde mit den Research Diagnostic Criteria (RDC / Spitzer et al. 1978), der ICD 9 (Degkwitz et al. 1980) und dem Münchner Alkoholismustest (MALT; Feuerlein et al. 1977) gestellt. Das Diagnostic and Statistical Manual of Mental Disorders (DSM III; APA 1980) wurde nicht eingesetzt, da es bezüglich der Alkoholismusdiagnostik als unzulänglich betrachtet wird (Rounsaville 1987; Mann u. Schied 1992).
Pesönlichkeitsstörungen wurden nach den Kriterien des DSM III erfaßt, alle klinischen Zusatzdiagnosen erfolgten nach ICD 9.

2.1.3 Vorgeschichte und spezielle Trinkanamnese

Es wurde ein selbstentwickelter, strukturierter Fragebogen (42 Items, s. Anlage) eingesetzt. Die Interviews wurden unabhängig voneinander durch den Stationsarzt und eine geschulte "Bezugsperson" aus dem Pflegebereich (Fachschwester bzw. Fachpfleger für Psychiatrie) erhoben. Bei Widersprüchen erfolgte eine dritte Befragung. Die Zuverlässigkeit der Angaben wurde in einer gesonderten Untersuchung geprüft (Abel 1992). Sie erwies sich als gut bis sehr gut(s. 2.5.2).

2.1.4 Zeitpunkte der Untersuchungen

U1: Der 1. Untersuchungszeitpunkt lag an den Tagen 1 bis 6 nach der Aufnahme. In standardisierter Reihenfolge wurden erhoben: Diagnosen, erstes Anamneseinterview, klinischer Befund, neuropsychologische Tests, Computer- und Kernspintomographie und die ereigniskorrelierten Potentiale (ERP). Eine Ausnahme stellten 7 Patienten dar, die mäßig ausgeprägte vegetative Entzugserscheinungen entwickelten und mit Chlomethiazol behandelt werden mußten. CT und MRT konnten vor der Medikation durchgeführt werden, die psychologischen Untersuchungen erfolgten nach Abklingen der Symptome, d. h. am 8. bis 10. Tag nach Aufnahme.

U2: Der 2. Zeitpunkt lag 5 Wochen nach U1 vor der Entlassung aus stationärer Behandlung. Es wurden CT, MRT, Neuropsychologie und die ERPs wiederholt.

U3: Sechs Monate später, nach Ablauf der Hälfte des ambulanten Behandlungsjahres wurde eine 3. Untersuchung durchgeführt. Die gesamte neuropsychologische Testbatterie wurde erneut gegeben.

U4: Die 4. Untersuchung erfolgte im Rahmen einer Katamnese durchschnittlich 3 Jahre nach Behandlungsbeginn. Zur Prüfung der Retestreliabilität der trinkanamnestischen Angaben wurde das strukturierte Anamneseinterview vollständig wiederholt. Weiter wurden ein eigenes Katamneseinterview durchgeführt, das die Fragen der Katamnesestandards (DGSS 1985) und einige Variablen aus der MEAT-Studie (Küfner u. Feuerlein 1989) beinhaltete.

Tabelle 1. Versuchsplan der Studie

U1: (bei Aufnahme)	MRI, CT	
	Neuro-Psychologie	stationär
U2: (nach 5 Wochen)	MRI, CT	
	Neuro-Psychologie	
U3: (nach 7 Monaten)	Interview	ambulant
	Neuro-Psychologie	
U4: (nach 3 Jahren)	Katamnese-Interview	Katamnese
	Neuro-Psychologie	

2.2 Gewinnung der Versuchspersonen

2.2.1 Ein- und Ausschlußkriterien

Alle stationär aufgenommenen Männer mit einer gesicherten Alkoholismusdiagnose kamen prinzipiell für eine Aufnahme in die Studie in Frage. Von April 1986 bis März 1988 wurden 201 Personen (43 Frauen und 158 Männer) behandelt. Da die Studie aus äußeren Gründen während einiger Monate ausgesetzt werden mußte, verblieben 121 potentielle Teilnehmer. Von ihnen wurden 68 nach Zufall ausgewählt und über die Untersuchungen aufgeklärt. Sechs Patienten gaben keine Einwilligung, so daß schließlich 62 männliche Alkoholabhängige in die Studie aufgenommen wurden.

Folgende Ausschlußkriterien wurden festgelegt: Drogen- und Medikamentenabhängigkeit, portokavale Enzephalopathie, Wernicke-Korsakow-Syndrom, Schädel-Hirn-Traumata mit mehr als 12stündiger Amnesie, Krampfanfälle oder ein Delirium tremens drei Wochen vor der Aufnahme. Bei keiner der potentiellen Versuchspersonen lag eines der genannten Kriterien vor.

2.2.2 Rekrutierung der Kontrollgruppe

Mittels Zeitungsannonce wurden gesunde Kontrollpersonen angeworben. Für eine Teilnahme an allen Untersuchungen wurden 400 DM gezahlt. Die Probanden durften in der Vergangenheit kein gravierendes Schädel-Hirn-Trauma (s. oben) erlitten haben, nicht psychiatrisch behandelt worden sein und keine psychotropen Medikamente einnehmen. Ihr durchschnittlicher Alkoholkonsum sollte 0,25 l Wein pro Tag, bzw. 0,5 l Bier nicht überschreiten. Zur Kontrolle wurden Gamma-GT und MCV abgenommen.

Es meldeten sich 63 gesunde Männer aus Tübingen und Umgebung. Vier Probanden willigten nicht in die Bedingungen ein, für 4 gab es keinen passenden Patienten. Bei 6 Versuchspersonen wurde die obere Normgrenze von GGT oder MCV überschritten. Die verbleibenden 49 Probanden wurden nach Alter und Ausbildung mit den Patienten parallelisiert. Sie wurden in 6wöchigem Abstand 2mal testpsychologisch untersucht. Die Computertomographie wurde einmal durchgeführt.

2.3 Beschreibung der Stichprobe

2.3.1 Therapieabbrecher und fehlende Daten

Vier Patienten brachen die Studie während der stationären Behandlung ab (1 Status asthmaticus, 2mal Verdacht auf Tuberkulose jeweils mit Verlegung in die medizinische Klinik). Ein Patient wurde rückfällig und verließ die Klinik nach 4 Wochen. Bei der ersten Patientengruppe konnten aus äußeren Gründen nicht alle psychologischen Tests durchgeführt werden. Drei Patienten bekamen Platzangst während der Computertomographie, einige CT-Aufnahmen waren wegen technischer Schwierigkeiten nicht auswertbar.

Von 49 Patienten liegen die Daten aller Untersuchungsebenen (Klinik, Bildgebung und Neuropsychologie) vor (s. Tabelle 1 und 2). Alle weiteren Beschreibungen und Auswertungen beziehen sich auf die Ergebnisse dieser 49 Patienten, auch wenn in Einzelbereichen mehr Daten zur Verfügung stehen.

2.3.2 Diagnostik

Die Diagnosekriterien für "Alkoholismus" bzw. "Alkoholabhängigkeit" (RDC, ICD 9) wurden von allen Patienten erfüllt. Der Mittelwert des MALT lag bei 32,5 Punkten (Range 15-46; SD 46 / Malt-S: 17,4; 9-26; 3,4 / MALT-F: 14,8 4-28; 5,4). Die für eine sichere Alkoholismusdiagnose geforderten 11 Punkte wurden somit von allen Patienten eindeutig überschritten.

Nach DSM III wurden 4 Persönlichkeitsstörungen diagnostiziert (2 soziopathische, 1 narzißtische und 1 Borderlinepersönlichkeit). Bei 23 Patienten (47%) wurden psychiatrische Zusatzdiagnosen (nach ICD IX) gestellt. 2 Patienten hatten eine depressive Anpassungsstörung. In 9 Fällen (18%) wurde eine neurotische Entwicklung diagnostiziert. 12 Patienten (24%) wiesen Persönlichkeitsstörungen auf (9 asthenische, 1 schizoide, 2 soziopathische Persönlichkeiten).

2.3.3 Vorgeschichte und spezielle Trinkanamnese

Fünfzehn Patienten hatten schon eine oder mehrere stationäre Entgiftungen hinter sich. Sieben hatten bereits an einer Entwöhnungsbehandlung teilgenommen. Sechs gaben einen Suizidversuch in der Vergangenheit an. Sechs Patienten hatten ein Delirium tremens erlebt, 7 gaben Krampfanfälle während früherer Entzüge an.
Eine familiäre Belastung mit Alkoholismus fand sich bei 21 Patienten (41%), davon in 17 Fällen (35%) bei Verwandten ersten Grades.
23 Patienten (47%) kamen unter Alkoholeinfluß zur Aufnahme oder hatten an den beiden Tagen zuvor noch Alkohol zu sich genommen. Von den übrigen waren 3 Patienten zwischen 4 und 7 Tagen, die anderen 23 Personen schon mindestens 1 Woche lang abstinent. Im Gruppenmittel lag die Abstinenzdauer vor Aufnahme bei 17,7 Tagen (0 - 130 Tage, s=29,4). Bei 7 Personen (14%) entwickelten sich vegetative Entzugserscheinungen, die oral mit Clomethiazol behandelt wurden.
Die Alkoholismusdauer (seit dem ersten Kontrollverlust und/oder Zeichen körperlicher Abhängigkeit; Jellinek 1960) lag zwischen 2 und 26 Jahren, im Durchschnitt bei 11 Jahren (s=5,5). Der mittlere tägliche Alkoholkonsum wurde unter Berücksichtigung der Abstinenzphasen für die letzten 5 Jahre berechnet. Er lag zwischen 100 und 440g reinem Alkohol (Mittelwert 214g, s=87). Bezogen auf das Körpergewicht der Patienten bei Aufnahme variierten die Alkoholmengen zwischen 1,2 und 5,6g Alkohol pro kg Körpergewicht (Mittel 2,94; s=1,24).

2.3.4 Soziodemographische und forensische Daten

Die Angaben zu Schulbildung, Beruf und Partnerschaft sind in Tabelle 2 zusammengefaßt. 31 Männer (63%) waren verheiratet, 2 lebten unverheiratet mit Partnern, 5 waren geschieden und einer verwitwet. Ein Patient lebte getrennt von seiner Frau, 9 (18%) waren ledig.
Eine größere Zahl der Patienten war bereits *forensisch* auffällig geworden (in Klammern die Anzahl der Patienten, die hierzu keine Angaben

Tabelle 2. Vergleich der Patienten- und Kontrollgruppe
(t-Test für unabhängige Stichproben)

	Patienten (n=49)		Kontrollen (n=49)		t	p
	AM	S	AM	S		
Alter (Jahre)	41,7	9,9	41,7	8,9	-0,05	n.s
Gewicht (kg)	74,2	11,3	78,6	8,8	-1,69	n.s
Dauer der Abhängigkeit (Jahre)	11,4	5,5	-	-	-	-
Trinkmenge (g)	213,5	87,2	10,5	11,9	16,12	0,0001
Trinkmenge/Körpergewicht	2,9	1,2	-	-	15,6	0,0001
Gamma-GT (IE/L Norm -28)	105,7	128,5	17,4	6,6	4,81	0,0001
MCV (fl/dl Norm -92	96,0	5,3	89,1	2,8	7,6	0,0001

Tabelle 3. Soziodemographische Daten

	Patienten n=49	Kontrollen n=49	
Schulbildung	5	7	Abitur
	6	4	Mittlere Reife
	36	38	Hauptschule
	2	-	Ohne Abschluß
Beruf	11	6	In Ausbildung
	24	17	Arbeiter
	9	17	Angestellte
	2	6	Beamte
	3	3	Selbstständige
	8	6	Arbeitslos
Partnerschaft	33	33	Mit Partner
	16	16	Ohne Partner
Familiäre Belastung (FH+)	17	8	

machen wollten): Verkehrsdelikte mit Alkoholeinwirkung hatten 25 (5), Verkehrsdelikte ohne Alkohol 6 (7) begangen. Bei 37 (2) Personen war der Führerschein entzogen worden, drei hatten nie einen besessen. Gegen 7 (6) Patienten hatten Gerichtsverfahren wegen anderer Delikte stattgefunden.

2.3.5 Psychopathologie

Die Depresssivität wurde mit der Langform des BDI (Beck Depressions Inventory, Beck et al. 1961) erfaßt. Bei 21 Fragen können maximal 63 Punkte erreicht werden. Der Mittelwert zu U1 lag mit 9,03 (s=6,7) im Bereich "keine Depression". Fünf Patienten wurden als mild (12-19 Punkte), 2 als mittel (20-26 Punkte) und 1 als schwer depressiv (>27Punkte) eingestuft. Zu U2 betrug der Mittelwert 5,1 (s=5,8). Drei Patienten lagen noch im Bereich "milde Depression", der "schwer depressive" Patient war von 28 auf 20 Punkte gebessert. Die Veränderung war zwar signifikant (t=-4,01; p<0,001), angesichts der niedrigen Werte zu U1 und U2 klinisch jedoch nicht relevant.

Wegen des enorm hohen Zeitaufwandes für die Durchführung aller Untersuchungen mußte etwa nach der Hälfte der Studie eine Kürzung des Instrumentariums vorgenommen werden. Die BDI Daten beziehen sich auf 30 Patienten. Es sei vorweggenommen, daß sich keine signifikanten Korrelationen zu den neuropsychologischen Faktoren fanden.

Die Beschwerdenliste von v. Zerssen (1976) wurde von 20 Patienten ausgefüllt. Die mittleren Rohwerte lagen zu U1 bei 21, zu U2 bei 15 (s= 13,7 und 10,7). Zu U1 hatten 8 von 20 Patienten mehr Beschwerden als 90 % der Bevölkerung (Rohwert über 23), zu U2 waren es noch 2 Patienten.

2.3.6 Klinische und laborchemische Befunde

Die Patienten waren zum Aufnahmezeitpunkt im Mittel 41,7 Jahre alt. Das Durchschnittsgewicht betrug 74,2 kg (52 - 100), bei Entlassung 75,7 kg (53,5 - 103,5). Die Gamma-GT bei Aufnahme lag bei 105.7 IE/L (12 - 569). 36 Patienten (73%) hatten über die Norm von 28 IE/L erhöhte Werte. Sie wurden bei Entlassung kontrolliert (AM: 31; 11 - 151; s=29). Bei 18 Personen (37%) lagen sie weiterhin über der Norm. Das mittlere Erythrozytenvolumen betrug bei Aufnahme 96,0 fl/dl (80,1 - 108,2), es war bei 36 Patienten (73%) erhöht (Norm bis 92 fl/dl). Bei Entlassung wurden alle Patienten kontrolliert (AM: 94,1; 83,2 - 105; s=4,4), 29 (59%) überschritten weiterhin die Norm (s. Tabelle 2).

Die neurologischen Symptome wurden mit einem selbst entwickelten Erhebungsbogen erfaßt (s. Anlage). Dabei können 12 Einzelbefunde jeweils zwischen 0 und 3 eingestuft werden. Die Items Oberflächen- und

Tiefensensibilität, Muskeltrophik, Patellar- und Achillessehnenreflexe wurden zu einem "Polyneuropathiescore" zusammengefaßt (maximal 15 Punkte). Die Items Stand, Gang, Seiltänzergang, Finger-Nase- und Knie-Hackenversuch, Sakkadierung der Blickfolge und Blickrichtungsnystagmus bildeten den "Kleinhirnscore" (maximal 21 Punkte). Der Kleinhirnscore lag im Mittel bei 4,18 (SD=3,6, Spanne 0-14), der mittlere Polyneuropathiescore betrug 3.04 (SD=2,6, Spanne 0-9).

27 Patienten (55%) zeigten leichte Symptome einer Polyneuropathie. 23 Patienten (49,9%) wiesen leichte Zeichen einer zerebellären Schädigung auf (Stand- und Gangataxie, Unsicherheiten in den Zeigeversuchen, Sakkadierung der Augenfolgebewegungen, Score ≥4).

2.3.7 Kontrollen

Das Durchschnittsalter der Kontrollen betrug 41,7 Jahre (24 - 60). Das Gewicht lag bei 78,6 kg. Angaben zu Schulbildung, Beruf und Partnerschaft finden sich in Tabelle 2. 33 (67%) waren verheiratet, 3 geschieden, 13 (26.5%) unverheiratet. Acht Probanden (16%) hatten Angehörige ersten Grades mit Alkoholproblemen. Sechs Probanden (12%) nahmen Medikamente (keine Psychopharmaka, Antiepileptika oder Steroidhormone).

Trinkmengen, mittlere Gamma-GT und das Erythrozytenvolumen sind Tabelle 2 zu entnehmen. Der Proband mit dem höchsten Alkoholkonsum (53g täglich) wies auch jeweils leicht über der Norm liegende Werte in Gamma-GT und MCV auf. Die übrigen Probanden gaben nur sehr geringe Trinkmengen an, was durch die Laborwerte bestätigt wurde.

2.4 Behandlungsergebnisse und Katamnese

Die Patienten wurden am Ende der stationären Behandlung (U2), 6 Monate nach Beginn der einjährigen ambulanten Gruppenbehandlung (U3), und 2 Jahre nach Beendigung der Therapie (das entspricht etwa 3 Jahren nach Behandlungsbeginn) nachuntersucht.

Im folgenden werden die Ergebnisse bezüglich des Trinkverhaltens dargestellt. Es wurden 2 Gruppen gebildet: abstinent versus rückfällig. In die Abstinenzgruppe wurden alle Patienten aufgenommen, die entweder dauerhaft abstinent geblieben waren oder während des gesamten Untersuchungszeitraumes maximal 1 kurzen Rückfall (bis zu 2 Tage) hatten. Alle anderen wurden als dauerhaft rückfällig eingestuft.

U2: Während der 6wöchigen stationären Behandlung wurde keiner der 49 Studienpatienten rückfällig.

U3: Nach 6 Monaten ambulanter Gruppenbehandlung konnten 35 Patienten bezüglich Trinkverhalten, sozialer Situation und neuropsychologischer Leistungsfähigkeit nachuntersucht werden. 33 Patienten (67 %) waren durchgehend abstinent. Zwei hatten einen Rückfall (> 2 Tage), konnten die Behandlung aber fortsetzen. Ein Patient war ohne vorherigen Rückfall verstorben. Dreizehn Patienten lehnten die umfangreiche Untersuchung ab, waren aber zu telefonischen Auskünften bereit. Danach lebten 4 Patienten abstinent, die übrigen 9 waren rückfällig. Somit hatten 6 Monate nach Behandlungsbeginn 22,5% (n=11) aller Patienten einen längerdauernden Rückfall.

U4: Drei Jahre nach Behandlungsbeginn waren 39 Patienten zu einem persönlichen Interview bereit. Neun konnten nicht erreicht werden oder lehnten eine Nachuntersuchung ab. Ein weiterer Todesfall war nicht eingetreten. Von den untersuchten Patienten waren 27 abstinent, 12 tranken regelmäßig Alkohol. Bei konservativer Betrachtung werden alle nicht erreichten, lebenden Patienten als rückfällig eingestuft. Dies würde einer Abstinenzrate von 56 % entsprechen. Über Telefonate mit Betroffenen, Familienangehörigen oder Hausärzten konnte ermittelt werden, daß alle 9 nicht persönlich nachuntersuchten Patienten rückfällig waren, was die Berechtigung einer streng konservativen Bewertung fehlender Patientenangaben unterstreicht.

2.5 Diskussion

2.5.1 Auswahl und Charakteristika der Stichproben

In fast allen in diesem Band zitierten neuroradiologischen und neuropsychologischen Studien wurden die Patienten diagnostiziert und behandelt. Es stellt sich somit die Frage, ob von Stichproben behandelter Patienten Schlüsse auf die Grundgesamtheit aller Alkoholiker erlaubt sind. Es wäre z.B. möglich, daß Alkoholabhängige mit zerebralen Schäden schlechter mit ihren täglichen Lebensbedingungen fertig werden und eher therapeutische Hilfe in Anspruch nehmen. Umgekehrt wäre denkbar, daß vorwiegend Patienten ohne gravierende Hirnschädigungen Therapieeinrichtungen aufsuchen und von diesen akzeptiert werden, da eine größere Chance zur Besserung besteht. Um diese Fragen zu beantworten, müßte eine repräsentative Stichprobe der Allgemeinbevölkerung untersucht werden, wobei eine Untergruppe von schweren Trinkern zu identifizieren wäre bei denen Trinkgewohnheiten und Prävalenz cerebraler Störungen untersucht werden müßten.

Bergman et al. (1980, 1985, 1987) führten eine derartige Studie durch. Beim Vergleich starker Trinker aus der Kontrollgruppe mit den behandelten Alkoholikern zeigten sich keine bedeutsamen Unterschiede. Somit kann angenommen werden, daß die untersuchten Stichproben therapiewilliger Alkoholiker nicht wesentlich von der Gruppe der Alkoholiker im allgemeinen verschieden sind.

In der Mehrzahl der Studien wurde auf eine Kontrollgruppe verzichtet (Übersicht bei Wilkinson 1982, 1987). Bei den restlichen Untersuchungen finden sich erhebliche Unterschiede in der Wahl der Kontrollpersonen. Am besten geeignet sind Gesunde, die aus der gleichen Bevölkerung wie die Patienten stammen und hinsichtlich Alter und sozioökonomischem Status parallelisiert wurden. Diese methodische Forderung wurde bisher nur in der Studie von Bergman (1987) erfüllt. Wegen des Verdachts auf eine ZNS-Störung überwiesene Patienten sind als Kontrollpersonen wenig geeignet. Sie stellen eine Selektion dar, auch wenn sich kein pathologischer Befund erheben läßt (von Gall et al. 1978; Wilkinson u. Carlen 1980).

Die Rekrutierung der Kontrollpersonen der vorliegenden Studie erfolgte mittels Zeitungsannonce. Wie die Patienten entstammen sie der gleichen Grundgesamtheit einer süddeutschen Universitätsstadt mit ländlicher Umgebung. Hinsichtlich Alter, Ausbildung und sozioökonomischem Status wurden beide Gruppen sorgfältig parallelisiert. Die Kontrollpersonen wurden bezahlt. Ausschlußkriterien und Zusammensetzung der Stichprobe sind mit der Mehrzahl der Verlaufsstudien vergleichbar (Wilkinson 1982, 1987).

Trotz der eindeutig gesicherten Alkoholismusdiagnose zeigen die soziodemographischen Variablen, daß es sich um noch relativ gut integrierte Patienten handelt (16% Arbeitslose, 67% waren verheiratet oder lebten mit Partnern zusammen). Andererseits belegt die Häufigkeit der forensischen Auffälligkeiten (Verkehrsdelikte in mehr als der Hälfte der Fälle, Führerscheinentzüge in 80%), daß eine hinreichend lange und relevante Abhängigkeit vorlag. Sehr schwer geschädigte Patienten wurden aufgrund der Ausschlußkriterien (klinische Symptome eines Wernicke-Korsakow-Syndroms, portokavale Enzephalopathie, Mehrfachabhängigkeiten, schwere allgemein-medizinische Krankheiten, schwere Schädel-Hirn-Traumata) nicht berücksichtigt.

Diese Auswahl bedeutet, daß im Einzelfall nicht mit groben Normabweichungen gerechnet werden konnte. So fanden sich klinisch keine Hinweise für ein ausgeprägtes psychoorganisches Syndrom und keine gravierenden Gedächtnisstörungen. Leichtere Ausprägungsformen wurden mit Hilfe neuropsychologischer Leistungstests erfaßt. Die Computertomogramme zeigten in einigen Fällen keine, in anderen lediglich leichte bis mäßige Auffälligkeiten.

Operationalisierte Diagnostik und Ausschlußkriterien könnten homogene Stichproben erwarten lassen. Der Begriff Homogenität einer Stichprobe von krankheitsbetroffenen Menschen ist jedoch problematisch, denn "...Kranke, die als Individuum zur Behandlung anstehen, sind weder unter biologischen noch lebensgeschichtlichen noch sozialen Aspekten vergleichbare Einheiten. Sie sind lebendige Personen mit einem individuellen Spektrum der Genausstattung, einer in der Interaktion mit ihrer sozialen Umwelt erfahrenen Lebensgeschichte und mit einer ihre Person betreffenden Krankheitsentwicklung, die sie in die Behandlungssituation geführt hat" (Heimann 1987).

Eine Einteilung der Patienten nach typologischen Gesichtspunkten (z.B. nach Jellinek 1960; Cloninger et al. 1981) wurde nicht vorgenommen. Hierdurch und durch die Aufnahme von Patienten unabhängig von der Dauer ihrer Abstinenz vor Aufnahme wurde auf eine maximale Homogenität der Stichproben verzichtet. Dies kann auch unter positiven Aspekten gesehen werden (Heimann 1987). Es führt zu einer größeren Verallgemeinerungsfähigkeit und erlaubt die Bildung von Extremgruppen (z.B. bei Aufnahme abstinente gegen nicht abstinente Patienten). Insgesamt kann aufgrund der beschriebenen Diagnose- und Ausschlußkriterien jedoch von relativ homogenen Stichproben ausgegangen werden.

Das Vorliegen depressiver Symptome wurde mit dem Depressionsinventar nach Beck et al. (1961) geprüft. Der Mittelwert der Patientengruppe lag unterhalb der Grenze zu einer milden Depression (U1 9, U2 5 Punkte). Dies entspricht Werten, wie sie auch von Parsons (1987 a) angegeben wurden. Somit können schlechtere Ergebnisse von Patienten nicht mit dem Vorliegen einer klinisch relevanten Depressivität erklärt werden. Allerdings fanden Cohen et al. (1976) bei Alkoholikerinnen auch höhere Mittelwerte (18,7 bei Aufnahme, 12,2 bei Entlassung nach 3 Monaten).

2.5.2 Gültigkeit und Zuverlässigkeit anamnestischer Angaben

Das Ausmaß morphologischer und funktioneller Hirnschädigungen bei Alkoholikern könnte von der Menge des konsumierten Alkohols abhängen (Neurotoxizitätshypothese, Freund 1973). Voraussetzung für die Prüfung einer Dosis-Wirkungs-Beziehung ist die valide und reliable Erhebung der Trinkanamnese. Besondere methodische Schwierigkeiten liegen in der Erfassung von Trinkmengen, der Berücksichtigung von Abstinenzperioden und der zeitlichen Festlegung des Beginns der Abhängigkeit.

Validität und Reliabilität retrospektiv erhobener Angaben zur Anamnese werden durch Erinnerungsvermögen, Motivation zur Mitarbeit, Zeitpunkt und Methodik der Erhebung entscheidend beeinflußt. Dies konnte durch verschiedene Autoren gezeigt werden:

- Jenkins et al. (1979) untersuchten 400 gesunde Männer in verantwortlichen Positionen zur Beurteilung des Erinnerungsvermögens. Sie sollten "Veränderungen in ihrem Leben" während der 6 Monate vor der Befragung berichten. Bei einer zweiten Befragung neun Monate später wurden nur noch 40% der Lebensereignisse vor dem ersten Interview erinnert. Allerdings wurden keine Angaben zur subjektiven Bedeutung der Ereignisse gemacht.
- Haffner et al. (1987) fanden bei Depressiven eine hohe Übereinstimmung zwischen subjektiven Angaben und Krankenblattprotokollen für bis zu 6 Monate zurückliegende Ereignisse (r=0,92). Ältere Begebenheiten wiesen eine abnehmende Übereinstimmung auf.
- Handelte es sich um Ereignisse mit hohem Emotionsgehalt, wurden sie von Gesunden (Wittchen et al. 1989) und Alkoholikern (Sobell u. Sobell 1975; Sobell et al. 1988) auch dann gut erinnert, wenn sie länger als 6 Monate zurücklagen.
- Der Einfluß der Methodik der Datenerhebung wurde mehrfach untersucht: Kreuzvalidierungen anonym verschickter Selbstbeurteilungsbögen zur Frage von Geschlechtsunterschieden im Alkohol- und Drogenkonsum stimmten mit Daten zu den alkoholbedingten Todesfällen und Verkehrsunfällen weitgehend überein (Strang et al. 1989). Andererseits waren Angaben zu Trinkmengen unvalide, die mittels anonymer, an eine repräsentative Stichprobe eines Stadtbezirks verschickter Fragebögen erhoben worden waren. Im Vergleich zu den Verkaufszahlen von Alkoholika in dem Gebiet waren die Angaben der Trinkmengen zu niedrig (Plant 1987). In 2 Studien konnte gezeigt werden, daß einem Arzt gegenüber im Interview niedrigere Trinkmengen angegeben werden als einem Computer (Lucas et al. 1977; Duffy u. Waterton 1984).
- Zu Beginn einer Behandlung erhobene quantitative Angaben zum Suchtmittelgebrauch sind invalide (Cooper et al. 1980), da der Abhängigkeitsstatus vom Patienten häufig noch nicht erkannt wird (Petry 1985; Küfner 1989). "Erst die Erkenntnis, abhängig zu sein, schafft die Voraussetzung für selbstkritische Angaben zum Suchtmittelverhalten" (Süß 1988).
- Die Validität der Angaben zum Suchtmittelgebrauch wurde mittels unabhängiger Befragungen von Betroffenen und Angehörigen untersucht (Watson et al. 1984; Midanik 1988). Die Übereinstimmung war gut bezüglich der Anzahl von "Intoxikationstagen" (Rs=0,82) und "Abstinenztagen" (Rs=0,81), dagegen mäßig für Tage mit "begrenztem Trinken" (Rs=0,49) (Maisto et al. 1979).
- Dagegen wird die Reliabilität trinkanamnestischer Daten im allgemeinen als hoch angesehen (Bernadt et al. 1984; Lee u. DeFrank 1988; Czarnecki et al. 1990).

In unserer Studie wurde ein strukturiertes Interview eingesetzt, welches in der ersten Woche durch den Stationsarzt und ca. 2-3 Wochen später erneut durch einen geschulten Bezugstherapeuten aus dem Krankenpflegepersonal durchgeführt wurde. Abweichende Angaben wurden durch eine dritte Befragung geklärt. Im Zweifelsfall wurde der konservativere Wert berücksichtigt. Damit wurde Befunden von Cooper et al. (1980) und Petry (1985) Rechnung getragen, wonach der Suchtkranke erst nach Anerkennung seiner Abhängigkeit valide Angaben zur Trinkanamnese machen kann.

Die Angehörigen der Patienten kamen im Verlauf der stationären Behandlung zu regelmäßigen Gruppensitzungen. Dabei wurde auch die Trinkanamnese der Patienten besprochen. In den meisten Fällen stimmten die Angaben von Angehörigen und Patienten überein. Bei stärkeren Abweichungen wurden die Patienten nachbefragt. Die hohe Übereinstimmung könnte auf das sich im stationären Rahmen entwickelnde Vertrauensverhältnis zu den Behandlern zurück zu führen sein. Gegenüber ambulanten Therapieformen bietet es wahrscheinlich eine bessere Chance rascher valide Aussagen zu erhalten.

Die Reliabilität der Angaben zur Trinkanamnese wurde in einer unabhängigen Nachuntersuchung der Patienten zweier Behandlungsjahrgänge geprüft. Das gesamte Eingangsinterview wurde nach durchschnittlich drei Jahren von geschulten Medizinstudenten erneut erhoben. Es zeigten sich sehr hohe Übereinstimmungen für das erste Auftreten von Beschwerden (Spearmans Rs=0,83), den Beginn der Abhängigkeit (Rs=0,75), den ersten Rausch (Rs=0,76) und andere "Alkoholeckdaten". Auch die Angaben zu den früheren Trinkgewohnheiten erwiesen sich als reliabel: Abstinenzzeiten Rs=0,62; mittlere Trinkmengen 3 Monate vor der Aufnahme Rs=0,5; 5 Jahre vor der Aufnahme Rs=0,4. Alle Zusammenhänge waren hochsignifikant. Niveauunterschiede zwischen den Befragungen fanden sich für keine der genannten Variablen (t-Tests nicht signifikant). Dies ist um so erstaunlicher, als die Stichproben groß waren (je nach Variable zwischen 103 und 135) und somit schon kleine Unterschiede zu signifikanten Ergebnissen führen (Abel 1992).

Zusammengefaßt kann bei therapiemotivierten Alkoholabhängigen von validen und reliablen Angaben zur Vorgeschichte ausgegangen werden. Damit sind die Voraussetzungen für eine Untersuchung der Dosis-Wirkungs-Beziehung zwischen Alkoholexposition und Ausmaß der Schädigung gegeben.

2.5.3 Behandlungsergebnisse

Der Erfolg einer Behandlung von Alkoholabhängigen wird vorwiegend nach dem Trinkverhalten im Katamnesezeitraum beurteilt. Mit einer Abstinenzrate von 56% (inkl. einem Kurzrückfall von max. 2 Tagen) nach 3 Jahren sind unsere Ergebnisse vergleichsweise gut.

An dieser Stelle kann nicht die gesamte Literatur über Therapieerfolge und Katamnesen mit ihrer methodologischen Problematik diskutiert werden. Übersichten finden sich bei Feuerlein (1984, 1987), Fahrenkrug (1987) und Fichter u. Frick (1992). Bezüglich Fallzahl, Katamnesezeitraum und hoher Rücklaufquote sind etwa 5 internationale Studien mit der vorliegenden vergleichbar. Darin werden Abstinenzraten zwischen 24% (Müller 1981) und 51% (plus 19% Gebesserte) angegeben (Pettinati et al. 1982).

- Am bekanntesten wurde der sogenannte Rand Report. Der Teil I (Armor et al. 1976) war zwar methodisch unzulänglich, führte aber zu einer intensiven Diskussion und regte weitere Nachuntersuchungen an. Im Rand Report II (Polich et al. 1980) wurden von 85% der 758 Patienten vier Jahre später Informationen eingeholt. 113, 14,5% waren verstorben. 46% wurden als gebessert eingestuft (mindestens 6 Monate abstinent oder "non-problem-drinkers"). 54% waren massiv rückfällig. Wenn bei konservativer Betrachtung alle nicht erreichten Patienten als Rückfällige betrachtet werden, ergab sich eine Erfolgsrate (Abstinente plus Gebesserte) von 31%.
- Müller (1981) untersuchte 201 Patienten, die am Max-Planck-Institut für Psychiatrie in München behandelt worden waren. Nach 3 bis 5 Jahren konnte er Angaben von 96% der Probanden gewinnen. Neben den 24% Abstinenten waren 19% gebessert und 16% der Stichprobe verstorben. Bei konservativer Betrachtung ergeben sich 41% Besserungen (Abstinente plus Gebesserte).
- Olson et al. (1981) fanden in einer amerikanischen Studie bei 82% der ursprünglich 137 Patienten nach 4 Jahren 37% dauerhaft Abstinente. 65% waren in den 6 Monaten vor der Katamnese abstinent. Bei konservativer Auswertung entspricht dies einer Abstinenzrate von 31% bzw. 53%.
- Klein (1981) untersuchte 310 alkoholabhängige Männer 4 - 5 Jahre nach der Behandlung in einer süddeutschen Suchtfachklinik. 65% der Probanden wurden erreicht, davon waren 46% abstinent, 11% gebessert und 7% verstorben. Konservativ betrachtet ergeben sich 37% Besserungen.
- Die Studie von Pettinati et al. (1982) ist mit der vorliegenden am besten vergleichbar. 225 Patienten wurden 4 Wochen lang in einer privaten psychiatrischen Klinik behandelt und nach jeweils einem Jahr nachuntersucht. Bei allen vier Meßzeitpunkten konnte eine 100%tige Ausschöpfung erreicht werden. Im dritten Jahr waren 51% vollständig abstinent, weitere 19% hatten gelegentliche, kurze Rückfälle, waren aber deutlich gebessert. Dieses Ergebnis war auch nach 4 Jahren stabil. 7% der Stichprobe waren zu diesem Zeitpunkt verstorben. Der Erfolg der Behandlung ist beeindruckend, er muß jedoch vor dem Hintergrund einer ausgeprägten Selektion gesehen werden. Zur Behandlung mit Schwerpunkt auf Einzeltherapie und regelmäßiger Teilnahme an

Selbsthilfegruppen kamen nur wohlhabende (Selbstzahler) und gut motivierte Angehörige der Mittel- und Oberschicht aus New Jersey.
- Jung et al. (1987) untersuchten 491 Patienten 4 Jahre nach der Behandlung. 41% waren abstinent, 7,1% waren verstorben.
- Wieser und Kunad (1965) legten eine Studie vor, die gewissermaßen das andere Ende des Spektrums beleuchtet. Von 167 Patienten, die bis maximal 6 Monate unter eher kustodialen Aspekten in einem Psychiatrischen Landeskrankenhaus ohne spezifisches Entwöhnungsprogramm verweilten, konnten nach durchschnittlich 8 Jahren in 92 % Katamnesen erhoben werden. 39% der Probanden waren inzwischen verstorben. Lediglich 5% lebten abstinent, 12% erschienen gebessert. Die Besserungsrate (konservativ) liegt somit bei rund 16%.

Zuletzt seien einige im vorliegenden Zusammenhang relevante Aspekte der umfangreichsten und methodisch anspruchvollsten Nachuntersuchung im deutschen Sprachraum skizziert (Küfner u. Feuerlein 1989). Die Autoren überprüften den Behandlungserfolg von 1410 Patienten aus 21 Suchtfachkliniken nach 6 und 18 Monaten sowie nach 4 Jahren:

- In der Katamnese 1 (6 Monate) konnten 85% der ursprünglichen Patienten erreicht werden. Bei konservativer Betrachtung fanden sich 57% total Abstinente, 9,4% "Gebesserte" (einmaliger Rückfall und/oder Trinken von bis zu 60g Alkohol pro Tag (bei Frauen maximal 30 Gramm) "ohne körperliche oder psychische Folgen des Trinkens ..."); 33,6% waren ungebessert.
- Katamnese 2 (18 Monate) wird hier nicht referiert, da sie mit der eigenen Katamnesedauer nicht vergleichbar ist (s. Küfner et al. 1986).
- In Katamnese 3 (4 Jahre) wurden noch 1068 (81%) Patienten erreicht. 92 Personen waren verstorben. Es wurden 352 persönliche Interviews und 598 schriftliche Erhebungen durchgeführt. Der Rest der Patienten wurden telefonisch befragt oder es lagen sonstige Teilinformationen vor. Bei konservativer Bewertung waren noch knapp 40% der Männer abstinent, 48,4% waren ungebessert.

Der vergleichsweise gute Erfolg der eigenen Behandlung (56% nach 3 Jahren) muß unter mehreren Aspekten diskutiert werden. Aufgrund der Aufnahme- und Ausschlußkriterien (s. 2.2) gelangen nur ausreichend motivierte und cerebral noch nicht oder nur wenig beeinträchtigte Patienten in die Behandlung. Das Konzept der geschlossenen Gruppe führt zu einer besonders großen Gruppenkohäsion und wirkt sich neben dem intensiven Behandlungsprogramm (5 - 8h Therapie pro Tag) und der aufgrund der Gemeindenähe möglichen intensiven Einbeziehung der Angehörigen positiv auf den Erfolg aus (Mann 1991).

3 Untersuchungen der Gehirnmorphologie

3.1 Stand der Forschung

3.1.1 Neuropathologie des Alkoholismus

3.1.1.1 Humanpathologie
Morphologisch werden beim Alkoholismus ein gliovasotropes (z.B. bei der Wernicke-Enzephalopathie), ein myelinotropes (zentrale pontine Myelinolyse), ein myelinoaxonotropes und ein neuronotropes Schädigungsmuster unterschieden (Peiffer 1982). Bedeutsam im Zusammenhang mit den Fragestellungen der vorliegenden Arbeit sind die neuronotropen Schädigungen. Sie werden im folgenden erörtert.

Die *Kleinhirnrindenatrophie* bei Alkoholikern ist lange bekannt und unumstritten (Thomas 1905; Jakob 1912; Neuburger 1957; Victor et al. 1959; Stork 1967). Sie imponiert mikroskopisch als Lichtung des Bestandes an Purkinje- und Körnerzellen, makroskopisch fällt eine Erweiterung der Furchen zwischen den Kleinhirnläppchen auf (Peiffer 1989).

Torvik et al. (1982) fanden bei neuropathologischen Untersuchungen von 567 Alkoholpatienten in 27% zerebelläre Atrophiezeichen. Prämortal war die Kleinhirnerkrankung nur in 3% der Fälle diagnostiziert worden. In einer zweiten Studie (Torvik u. Torp 1986) fand sich eine geringere Dichte der Purkinje-Zellen mit Atrophie des Oberwurms in 42% der Alkoholiker. Ferrer et al. (1984) konnten mit Golgi-Imprägnationen an Purkinje-Zellen Verkürzungen der Dendriten und Verringerungen dendritischer Verzweigungen nachweisen. Phillips (1987) gibt einen mittleren Verlust an Purkinje-Zellen von 21% an.

Das Auftreten von *Großhirnatrophien* beim chronischen Alkoholiker war lange umstritten. Berichteten u.a. Meyer (1912), Creutzfeld (1928), Carmichael u. Stern (1931), Stevenson (1940), Courville (1955), Hécaen und de Ajuriaguerra (1956), Lynch (1960) und Miyakawa et al. (1977) über Rindenatrophien, wurde ihre Existenz von anderen Autoren verneint (Neubürger 1931; Victor et al. 1959; Stork 1967; Victor und Adams 1985).[1]

Neueste Untersuchungen der Arbeitsgruppe um Harper ergaben deutlich verminderte Hirnvolumina und Hirngewichte bei Alkoholikern (Harper u. Kril 1985; Harper u. Blumbergs 1982). Die Gehirne von Alkoholpatienten wiesen im Vergleich zu einer Kontrollgruppe signifikante Verringerungen der Dicke des Corpus callosum auf, was mit einer Reduktion der weißen Substanz im Marklager korrelierte. Die Unterschiede blieben auch nach Auspartialisierung des Alters signifikant (Harper und Kril 1988). Die im Vergleich mit Kontrollen um 22% verminderte Dichte der Neuronen im frontalen Kortex (Harper et al. 1987) spricht für Zellschädigungen bzw. Zelluntergänge. Die Verminderung der weißen Substanz wurde als Degeneration der Axone interpretiert.

Ferrer und Mitarbeiter konnten erstmals beim Menschen eine Verringerung der Dendritendornen kortikaler Pyramidenzellen nachweisen (beim erwachsenen Alkoholiker, Ferrer et al. 1986; bei Kindern mit fetalem Alkoholsyndrom, Ferrer u. Galofré 1987). Diese Befunde wurden inzwischen repliziert: Pyramidenzellen in Schicht 3 des frontalen und motorischen Kortex von 15 Alkoholikern und 15 Kontrollen wiesen in verschiedenen Meßgrößen (z.B. Gesamtlänge der Dendriten, Anzahl der Verzweigungen ...) signifikante Unterschiede auf. Die Befunde waren frontal stärker betont als im motorischen Kortex (Harper und Corbett 1990).

Die Verwendung des Begriffs "Atrophie" ist in diesem Zusammenhang gerechtfertigt. Die mit bildgebenden Verfahren nachgewiesene Reversibilität der Erweiterung von Hirnfurchen und Ventrikelsystem (Carlen et al. 1978; Ron et al. 1982; Schroth et al. 1985) schließt seinen Gebrauch nicht aus. "Atrophie wurde fälschlicherweise oft mit Irreversibilität gleichgesetzt, obwohl in der allgemeinen Pathologie damit keineswegs nur der Untergang von Zellen beschrieben wird, wie das Beispiel der Inaktivitätsatrophie der Muskulatur verdeutlicht" (Peiffer 1989).

3.1.1.2 Tiermodelle zur Neurotoxizität von Äthanol

Die neurotoxischen Wirkungen von Äthanol waren Gegenstand zahlreicher tierexperimenteller Arbeiten. Die folgende Darstellung der wichtigsten Studien wurde nach Zeitpunkt der Alkoholexposition (perinatal oder adult), Studienobjekt (Perykarion, Dendritenbaum, Synapsen) und Hirnregion (Zerebellum, Hippocampus, Kortex) gegliedert.

---

[1] Die Kritik an den Beschreibungen der kortikalen Atropie bei Alkoholikern wird in der Diskusion (s. 3.4) behandelt.

Perinatale Alkoholgaben:
Hirngewicht und Hirnwachstum: Postnatale Alkoholgaben bei Ratten führten zu verringertem Hirngewicht (Diaz u. Samson 1980) und reduziertem Hirn- bei normalem Körperwachstum (Bauer-Moffett u. Altman 1975 und 1977). Samson u. Grant (1984) fanden eine Reduktion des Hirnwachstums in Abhängigkeit von der Blutalkoholkonzentration. Hochkonzentrierte Gaben hatten eine stärkere Wirkung als gleichmäßig verteilte (West et al. 1986 b). Die Verringerung des Hirngewichts könnte durch Effekte auf die Entwicklung des Neuropils, der Gliareifung und die Bildung von Myelin zustande kommen (Jones 1988).

Zahl und Dichte von Neuronen: Unter postnataler Gabe von Alkohol fanden Bauer-Moffett u. Altman (1975) eine geringere Zahl an Purkinje-Zellen vor allem in den früh reifenden Lobuli des Zerebellums. Die Dichte der Zellen war im Vergleich zu Kontrollen vermindert: 90 Tage nach Beendigung der Alkoholfütterung traf dies nicht mehr zu. Dieser Befund könnte als Hinweis für eine *Reversibilität* gewertet werden (s. 4.1.1). Die Anzahl der Körnerzellen war ebenfalls reduziert (Bauer- Moffett u. Altman 1977).

Diese Studien wurden repliziert und bestätigt (Phillips u. Cragg 1982). Azetaldehyd kann ebenfalls Verluste an Purkinje-Zellen auslösen (Phillips u. Cragg 1983). Yanai u. Waknin (1985) konnten eine Abhängigkeit der Effekte von der Alkoholdosis zeigen, wobei Körnerzellen nur auf hohe Dosen reagierten. Im Hippocampus wurde unter postnataler Alkoholgabe eine Verringerung der Pyramidenzellen in der Region CA4 nachgewiesen (West et al. 1986a).

Dendriten und Synapsen: Pränatale Äthanolfütterung von Ratten führte zu geringerer Dendritenentwicklung der Pyramidenzellen im sensomotorischen Kortex (Hammer u. Scheibel 1981). Basale Dendriten des Pyramidenzellbands im Hippocampus (Davies u. Smith 1981) und Körnerzellen des Kleinhirns (Smith et al. 1986) waren in ähnlicher Weise betroffen. Stoltenburg-Didinger u. Spohr (1983) fanden Veränderungen der Dendritendornen bei Pyramidenzellen des parietalen Kortex. Alle genannten Auffälligkeiten wurden kurz nach der Geburt registriert.

Wurden die Tiere erst im Erwachsenenalter untersucht, fanden sich, verglichen mit Kontrollen, keine signifikanten Unterschiede an den Dendriten mehr (Pentney et al. 1984; Lopez-Tejero et al. 1986). Ähnliches gilt für die Veränderung von Synapsen unter prä- und postnataler Alkoholexposition. Es fanden sich weniger, jedoch größere Synapsen mit reichlicheren Vesikeln (Volk 1984; Jones und Colangelo 1985a).

Studien an adulten Tieren:
Im Gegensatz zu der meist nur Tage dauernden perinatalen Alkoholgabe werden erwachsene Tiere in der Regel chronisch über Monate mit einer

Mischung aus normaler Nahrung und Alkohol gefüttert. Dies ist bei Vergleichen zu beachten.

Kleinhirn: Die Anzahl von Körner- und Purkinje-Zellen ist reduziert (Walker et al. 1980, 1981). Außerdem wurde eine Zunahme an Lipofuszin, strukturelle Veränderungen der Mitochondrien (Tavares und Paula-Barbosa 1983) und Unterbrechungen der Dendritenbäume von Purkinje-Zellen (Tavares et al. 1983a) nachgewiesen.

In einem Langzeitversuch zeigte sich eine zunehmende Degeneration der Kleinhirnneurone. Viele Körnerzelldendriten verschwanden, andere wurden durch Golgi-Zelldendriten ersetzt (Tavares u. Paula-Barbosa 1984). Pentney (1982) betont die Bedeutung des Zeitpunkts der Alkoholfütterung. Fünf Monate alte Ratten zeigten keine Effekte nach Alkoholgabe, bei 14 Monate alten Tieren war das Dendritennetzwerk reduziert.

Der Einfluß des Alkoholentzugs wird kontrovers diskutiert. Phillips u. Cragg (1984) fanden bei Mäusen nur dann einen Verlust an Purkinje-Zellen, wenn der Alkoholexposition länger dauernde Entzugserscheinungen folgten. Auch die Anzahl der Synapsen schien stärker reduziert als in der Gruppe ohne Entzugserscheinungen (Phillips 1985). Die Validität der Befunde wurde allerdings auf Grund der Färbemethode (Fink-Heimer) angezweifelt (Jones 1988).

Hippocampus: In einer der meistzitierten, frühen Studien untersuchten Riley u. Walker (1978) erwachsene Mäuse, die 4 Monate lang Alkohol zugefüttert bekommen hatten und danach 2 Monate normal ernährt worden waren. Die Neuronen des Hippocampus zeigten um 50 - 60% weniger Dendritendornen. Die Dendriten erschienen verkleinert. In einer zweiten Studie wiesen die Autoren auch bei ausreichender Vitaminsubstitution einen Verlust an Pyramiden- (16%) und Körnerzellen (20%) des Hippocampus nach (Walker et al. 1980).

Lee et al. (1981) konnten dagegen nach Langzeitgabe ohne Entzug keine Veränderungen an den Dendriten hippocampaler Neuronen nachweisen. Die Diskrepanz könnte auf unterschiedliche Methodik (Golgi-Imprägnierung bei Walker, Elektronenmikroskopierung bei Lee) zurückzuführen sein. Verschiedenes Alter und topographische Unterschiede könnten ebenfalls eine Rolle spielen. Apikale Dendriten (Lee) reagieren auf Alkoholexposition möglicherweise anders als basale (Walker).

Bei Hirnverletzungen kommt es reaktiv zu einer Aussprossung von Dendriten. West et al. (1982) setzten einseitige Läsionen im Gyrus dentatus von erwachsenen Ratten. Die Dendritenaussprossung bei alkoholgefütterten im Vergleich zu normalernährten Tieren war deutlich inhibiert.

In neueren Studien wurde versucht, genetische Aspekte zu berücksichtigen. Mäuse wurden je nach ihrer Sensitivität für die narkotischen

Eigenschaften des Alkohols gezüchtet (Collins 1981). Tiere mit langem Schlaf (LS) nach Alkoholinjektion gelten als sensitiver als solche mit kurzem Schlaf (KS). Nach dreimonatiger Alkoholgabe zeigten die LS-Mäuse eine Verminderung der Spinedichte im Stratum oriens des Hippocampus. Bei KS-Mäusen war dies nicht der Fall (Scheetz et al. 1987b). Auch die Häufigkeit von Korbzellen war bei LS-Mäusen verglichen mit KS-Mäusen reduziert (Scheetz et al. 1987a). Damit könnte erklärt werden, warum einige der oben genannten Autoren (z.B. Phillips und Cragg 1983) keine Spineverluste nachweisen konnten.

Zerebraler Kortex: Volk u. Maletz (1985) beschrieben vermehrte Kerneinschlüsse in Neuronen des parietalen Kortex von chronisch mit Alkohol gefütterten Ratten. Ähnliches wurde in Motoneuronen gefunden (Dunmire u. La Velle 1983).

In-vitro-Studien: Am Modell des Hühnerembryos wurden sensorische und spinale Neuronen unter Alkoholeinfluß untersucht. Es fand sich eine dosisabhängige Hemmung des neuronalen Wachstums. Die neurotrophen Faktoren waren inhibiert (Dow u. Riopelle 1985). Astrozytenkulturen zeigten unter Alkohol verändertes Wachstum gemessen am RNS-, DNS- und Proteingehalt. Vor allem RNS und Proteine waren unter höheren Alkoholdosen verringert (Kennedy u. Mukerji 1986a). Entsprechende Befunde wurden auch an Nervenzellkulturen erhoben (Blakely u. Federoff 1985).

3.1.2 Untersuchungen mit bildgebenden Verfahren

3.1.2.1 Pneumenzephalographie
Die Pneumenzephalographie ermöglichte erstmals die Darstellung der Liquorräume am lebenden Menschen. Bei Alkoholikern fanden sich leichte bis mäßige Erweiterungen der Seitenventrikel und des 3. Ventrikels. (Pluvinage 1954; Tumarkin et al. 1955; Leuchs 1958; Giove u. Viani 1965; Haug 1968; Carlsson et al. 1979). Brewer u. Perrett (1971) beschrieben zusätzlich eine Verbreiterung cerebraler Sulci im Bereich des Frontalhirns. Kircher und Pierson (1956) fanden in einer Wiederholungsuntersuchung nach Absetzen des Alkohols bei 2 Patienten eine Verkleinerung des Ventrikelsystems - wahrscheinlich der erste Hinweis auf eine Reversibilität der Veränderungen.

3.1.2.2 Computertomographie
Mit der Entwicklung der Computertomographie ergaben sich neue Möglichkeiten zur Beurteilung und Quantifizierung hirnatrophischer Prozesse (Huckman et al. 1975; Synek u. Reuben 1976; Gyldenstedt u.

Kosteljanetz 1976). Im Gegensatz zur Pneumenzephalographie erlaubte die Computertomographie den Ausschluß vorbestehender traumatischer, vaskulärer oder degenerativer Hirnschädigungen, so daß homogenere Stichproben mit Verlaufskontrollen unter Einbeziehung gesunder Probanden untersucht werden konnten. Zur Quantifizierung der Befunde wurden verschiedene Auswertmethoden entwickelt: lineare und planimetrische Vermessungen, visuell-subjektive Beurteilung sowie die direkte Volumetrie der Liquorräume (Kohlmeyer 1985).

Lineare Meßwerte wurden in Form von Indizes zueinander in Beziehung gesetzt und damit interindividuell vergleichbar. Meßstrecken und Indizes wurden z. T. aus der echoenzephalographischen und der pneumenzephalographischen Literatur übernommen, wie die maximale Frontalhorndistanz und die Breite des 3. Ventrikels (Huber 1968) oder der Evans-Index (max. Frontalhorndistanz/Schädelinnendurchmesser) (Evans 1942). Andere Kriterien wurden neu entwickelt, wie z.B. die Huckman-Zahl (Summe der größten Frontalhorndistanz und des größten Nucleus-caudatusAbstandes) (Huckman et al. 1975).

Fox et al. (1976) bestimmten den maximalen und minimalen Vorderhornabstand und die Summe der Breiten der 4 weitesten parietalen Sulci. Von 12 chronischen Alkoholikern zeigten 4 eine Erweiterung der Ventrikel und 2 eine Vergröberung der Sulci. Goetze et al. (1978) fanden in 98 % ihrer Stichprobe (n=50) Hinweise für eine zerebrale Atrophie. Dagegen beschrieben Hill u. Mikhael (1979) nur bei einem von 15 Alkoholikern eine Erweiterung der Ventrikel. Bergman et al. (1980) gaben in 48 % eine Vergrößerung des 3. Ventrikels an, bei 95 % waren die parietalen, bei 69 % die frontalen Sulci erweitert (n=106). Atrophiezeichen fanden auch Wilkinson u. Carlen (1980), Agnoli et al. (1980), Begleiter et al. (1980), Lusins et al. (1980), Artmann et al. (1981), Ishii (1983), Melgaard et al. (1984) und Dano und Le Guyader (1988).

Bei den *planimetrischen Verfahren* werden Flächen von Liquorstrukturen in ausgewählten Schichten bestimmt. Am gebräuchlichsten ist die Ventrikel Brain Ratio (VBR) nach Synek und Reuben (1976). Sie wurde in Studien von Lishman et al. (1980), Ron et al. (1982), Graff-Radford et al. (1982) und Jacobson (1986 b) bestimmt. Die Autoren gaben bei Alkoholabhängigen verglichen mit Kontrollen eine vergrößerte VBR an.

Das Verfahren der *subjektiven, visuellen Einschätzung* wurde von Lishmann et al. (1980) beschrieben. Dabei wird der Atrophiegrad in Abstufungen von 0 - 3 eingeschätzt. Die Autoren konnten eine gute Interraterreliabilität nachweisen (Rs=0,73). Ihre Ergebnisse stehen in Einklang mit anderen Studien (Bergman et al. 1980; Muuronen et al. 1989).

Integrale Volumetrien des gesamten intrakraniellen Liquorraums wurden bei Alkoholikern bisher nicht durchgeführt. Jernigan et al. (1982) beschränkten sich auf supratentorielle CT- Schichten mit getrennter Auswertung der inneren und äußeren Liquorräume (n=46). Dabei wurde das

Ventrikelvolumen und das Volumen der Sulci in den Ventrikelschichten und in Vertexhöhe angegeben.

Gurling et al. (1984) führten eine Volumetrie des Ventrikelsystems durch. Sie untersuchten 21 monozygote Zwillingspaare, die diskordant bezüglich Alkoholabhängigkeit oder starkem Trinken waren. Es fanden sich eindeutig vergrößerte Liquorräume bei den alkoholabhängigen Zwillingen. Sie korrelierten (r=0,55) mit der Zeitspanne in der regelmäßig mehr als 8 cl reiner Alkohol konsumiert wurden. Auch Carlen et al. (1986) beschränkten sich auf die Volumetrie der Ventrikel. Bei 20 Patienten fanden sie vergrößerte innere Liquorräume. Die Volumina korrelierten mit den linearen Vermessungen (r zwischen 0,53 und 0,76).

Pfefferbaum et al. (1988) untersuchten Ventrikelsystem und äußere Liquorräume von 37 männlichen Alkoholikern und 57 Kontrollen. Als Gruppe zeigten die Alkoholiker signifikant erweiterte Ventrikel und Sulci, wobei die Ventrikelerweiterung auf die älteren Patienten beschränkt war.

3.1.2.3 Magnetresonanztomographie

Die Kernspin- oder Magnetresonanztomographie (MRT) beruht auf den magnetischen Eigenschaften der Protonen. Schnittbilder können in beliebigen Ebenen frei von Knochenartefakten angefertigt werden. Die Signalintensität ist eine Funktion von Protonendichte und Relaxationszeiten T1 und T2. Die Länge der Relaxationszeiten hängt vom Gehalt an freiem Wasser im Gewebe ab (Go et al. 1983).

Die erste kontrollierte, volumetrische MRT Studie an Alkoholikern wurde 1989 von Zipursky et al. publiziert. Die inneren Liquorräume von 10 Patienten waren im Vergleich zu gesunden Kontrollen signifikant erweitert. Diese Ergebnisse wurden von Mori et al. (1989) bestätigt. Sie fanden bei 34 Patienten verglichen mit 15 gesunden Kontrollen eindeutige Vergrößerungen der Liquorvolumina.

Jernigan et al. (1991) führten eine morphometrische MR-Studie an 28 Patienten und 36 alters- und geschlechtsangepaßten Kontrollen durch. In Übereinstimmung mit den bisherigen CT-Studien fanden sich signifikante Vergrößerungen der äußeren und inneren Liquorräume. Bei der direkten Vermessung von Hirnstrukturen zeigten Alkoholiker Volumenminderungen vor allem im frontalen und parietalen Kortex, dem Dienzephalon, Nucleus caudatus und den mesialen Anteilen der Temporallappen. Relaxationszeiten wurden nicht bestimmt.

3.1.3 Korrelationen zwischen Hirnmorphologie, Anamnese und klinischen Befunden

3.1.3.1 Trinkmengen
Die retrospektive Bestimmung von Trinkmengen und Abhängigkeitsdauer wirft beträchtliche methodische Probleme auf (s. 2.5.2). Signifikante Korrelationen zwischen durchschnittlichen Trinkmengen und Ausmaß der Hirnatrophie konnten bisher nicht nachgewiesen werden (Bergman et al. 1980; Lishman et al. 1980; Wilkinson u. Carlen 1980; Carlen et al. 1981; Graff-Radford et al. 1982; Cala et al. 1983; Melgaard et al. 1984; Jacobson 1986 b). Lediglich Pfefferbaum et al. (1988) beschrieb eine signifikante Korrelation zwischen Lebenstrinkmenge und Ventrikelgröße (r=0,40) sowie erweiterten Sulci (r=0,39).

3.1.3.2 Trink- und Abhängigkeitsdauer
In der Mehrzahl der Studien konnte nach Berücksichtigung des Alters kein signifikanter Zusammenhang zwischen Dauer der Abhängigkeit und Ausmaß der Hirnatrophie gefunden werden (Lishman et al. 1980; Bergman et al. 1980; Carlen et al. 1981; Jernigan et al. 1982).

Dagegen fanden Lusins et al. (1980) bei 50 Alkoholikern durch den Vergleich von Untergruppen mit und ohne Atrophie unabhängig vom Alter einen signifikanten Unterschied bezüglich der Trinkdauer. Gurling et al. (1984) fanden in ihrer Zwillingsstudie (s. oben) signifikante Korrelationen (r=0,55, p<0,05) zwischen erweiterten Ventrikeln und der Zeitspanne in der regelmäßig mehr als 8cl reiner Alkohol täglich konsumiert wurden.

In der Studie von Pfefferbaum et al. (1988) korrelierte die Anzahl der Jahre in denen täglich mehr als 80g Alkohol konsumiert wurden signifikant mit der Hirnatrophie (Ventrikel: r=0,42; Sulci: r=0,31). Dagegen fanden sich keine signifikanten Beziehungen zu den Werten einer Skala, die die Schwere der Abhängigkeit mißt (Alcohol Dependence Scale, Skinner u. Allen 1983).

3.1.3.3 Leberstatus und Erythrozytenvolumen
Acker et al. (1982) untersuchten die Beziehung von Hirnatrophie (CT), Leberpathologie (Biopsie), Alter und Trinkdauer in einer Teilstichprobe von 41 Alkoholikern über die auch Lishman et al. (1980) berichteten. Es wurden 4 Diagnosegruppen gebildet: (normal : 5 Pat.; Fettleber : 21 Pat.; Hepatitis : 6 Pat.; Zirrhose : 9 Pat.). Zwei Ausprägungsgrade wurden unterschieden: (normal oder leicht : unauffälliger Biopsiebefund und Fettleber, n=26; schwer : Hepatitis und Zirrhose, n=15). Alter und Trinkdauer waren höher in den Gruppen mit ausgeprägterem Leberbefund, die Unterschiede waren jedoch nicht signifikant. Altersbereinigt war auch der Zusammenhang von VBR und Leberbefund nicht signifikant, während

die Weite der Sulci (p<0,01) und der Fissurae Silvii (p<0,02) eine signifikante Beziehung mit dem Leberbefund aufwiesen. Angaben über Leberenzyme wurden nicht gemacht. In der Studie von Pfefferbaum et al. (1988) fanden sich keine signifikanten Beziehung zwischen SGOT, SGPT und dem Ausmaß der Hirnatrophie, wobei Patienten mit schwereren Leberschäden (gemessen an der Höhe der Transaminasen) jedoch von der Studie ausgeschlossen waren. Dagegen zeigte sich eine Korrelation des Erythrozytenvolumens mit der Erweiterung der Ventrikel (r=0,54, p<0,01), nicht jedoch mit den Sulci (r=0,24, ns).

3.1.3.4 Geschlecht

Das Risiko, eine Leberzirrhose zu entwickeln, liegt für Frauen bei einem täglichen Alkoholkonsum von 20 - 40g, bei Männern von 60 - 80g (Péquignot et al. 1974). Auch Saunders et al. (1981) fanden Hinweise für eine bei Frauen erhöhte Vulnerabilität der Leberzellen gegenüber der Noxe Alkohol. Somit lag es nahe, die Bedeutung des Geschlechts für die Ausbildung einer alkoholismusbedingten Hirnatrophie zu untersuchen.

Jacobson (1986 a) führte CT Untersuchungen an 26 Alkoholikerinnen und 41 weiblichen Kontrollen durch. Verglichen mit den aus anderen Studien berichteten CT-Befunden von Männern fand er abgesehen von der Weite der zerebralen Sulci keine signifikanten Unterschiede in den CT-Parametern VBR, Weite der Fissura Silvii und Interhemisphärenspalt. Die signifikant kürzeren Trinkdauern und niedrigeren Trinkmengen bei ansonsten nicht signifikant unterschiedlichen Merkmalen wurden vom Autor im Sinne einer erhöhten Vulnerabilität des Zentralnervensystems von Frauen gedeutet.

In der großen Stockholm-Studie (Bergman 1987) wurden 134 männliche und 34 weibliche Alkoholpatienten mit 193 gesunden Männern und 188 gesunden Frauen verglichen. Die kortikale Ausprägung der Hirnatrophie unterschied sich nicht zwischen den Geschlechtern trotz doppelt so langer Trinkzeiten bei den alkoholabhängigen Männern. Leider wurden die physiologischen Größenunterschiede zwischen den Gehirnen von Männern und Frauen nicht kontrolliert, so daß nicht klar ist, wie tendenziell größere Ventrikel bei Männern erklärt werden können.

In einer eigenen Studie (Mann et al. 1988; Mann et al. im Druck) konnte die Hypothese von Jacobson bestätigt werden. Wir verglichen lineare Vermessungen (Evans-, Cella-media- und 4. Ventrikelindizes) von Männern und Frauen miteinander. Im Gegensatz zu Jacobson war somit ein direkter Vergleich von Versuchspersonen aus einer Studie möglich. Interindividuelle Unterschiede in der Schädelgröße wurden berücksichtigt. Es fanden sich keine signifikanten Unterschiede zwischen beiden Gruppen in den genannten Indizes, dem Alter, den gewichtskorrigierten Trinkmengen und der Höhe der Gamma-GT (t-Tests). Entsprechend der Hypothese waren die Frauen signifikant kürzer abhängig (t=2,24; p=0,03).

Ähnliche Ergebnisse wurden auch von Ott et al. (1990) vorgelegt. Die Autoren fanden neben der kürzeren Abhängigkeitsdauer auch geringere Trinkmengen bei Frauen mit gleichem Atrophiegrad wie bei den männlichen Patienten.

3.2 Methodik der bildgebenden Verfahren

3.2.1 Eigene Untersuchungen

Die CT-Aufnahmen erfolgten an einem "Somatom DRH" der neuroradiologischen Abteilung (Direktor: Prof. Dr. K. Voigt) der Universitätsklinik Tübingen. Die auszuwertenden Bildregionen wurden über eine integrierte Widerstandsmatrix mit Griffel festgelegt. Die Bildmatrix betrug bei sämtlichen Schichtaufnahmen 512 x 512 Bildpunkte (Pixel). Ein Pixel entsprach damit 0,4 x 0,4 mm bei dem gewählten Zoomfaktor von 2,4. Vor den Untersuchungen wurde das CT-Gerät kalibriert und Probemessungen an einem standardisierten Wasserphantom durchgeführt. Es zeigte sich, daß die Kalibrierung mit den ausgegebenen Meßwerten eine zuverlässige Vergleichbarkeit der Untersuchungsergebnisse am Wasserphantom gewährleistet. Somit wurde in der 2. Hälfte der Studie auf Phantommessungen verzichtet.

Die Lagerung der Patienten erfolgte nach standardisiertem Vorgehen. Danach wurde ein seitliches digitales Radiogramm des Schädels angefertigt, in dem eine Grundlinie festgelegt wurde nach der die Aufnahmeeinheit (Gantry) mit Röhre und Detektorenträger gekippt wurde. Diese Grundlinie verlief vom dorsalen Rand des foramen magnum in einem Winkel von etwa 5 Grad zur Orbitomeatallinie und schnitt den rostralen Gesichtsschädel etwas unterhalb des Nasion. Die Grundlinie war bei der Kontrolluntersuchung im neuen Topogramm, auch bei ggf. unterschiedlicher Lagerung des Kopfes exakt reproduzierbar. Alle nachfolgenden Schichtaufnahmen erfolgten parallel zur Grundlinie bei unveränderter Kippung der Gantry.

Das gesamte intrakranielle Volumen wurde in 23 - 26 Tomogrammen bzw. 46 - 54 Tomogrammen (s. unten) durchgeschichtet. Alle Aufnahmen wurden photographisch auf Röntgenfilm und digital auf Magnetband dokumentiert und archiviert. Dies geschah auch mit dem zu Beginn der Untersuchung aufgenommenen Topogramm, nachdem darin die angefertigten Schichten eingezeichnet worden waren. Hierdurch wurde in der Zweituntersuchung eine identische Schichtführung gewährleistet (Petersen et al. 1988).

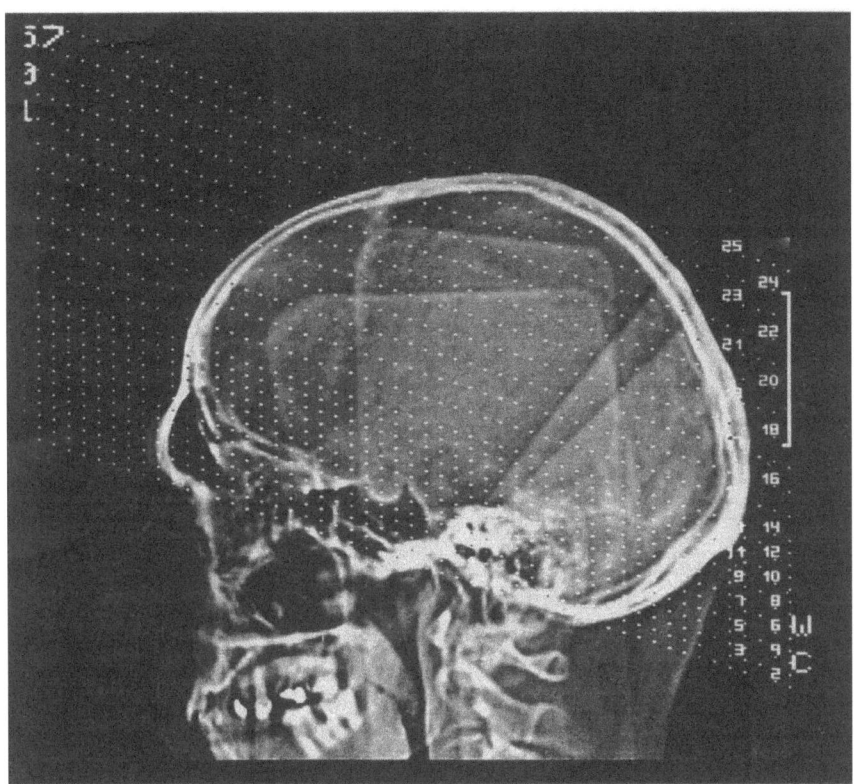

Abb. 1. Lage der CT- Schichten im seitlichen Topogramm

Die Patienten wurden in 2 Gruppen geteilt und mit unterschiedlichen Schichtdicken untersucht. Die Schichtdicke bei den basalen 12 Tomogrammen betrug generell 4 mm. Bei 36 Patienten (Gruppe a) waren die darauffolgenden supratentoriellen Schichten 8 mm dick. Bei Gruppe b (n=13) betrug die Dicke der apikalen Schichten jeweils 2mm. Die Schicht mit der besten Darstellung des Thalamus wurde einheitlich für die gesamte Stichprobe in 8 mm Dicke angefertigt, um die CT-Dichte zu bestimmen (s. unten). Alle 49 Kontrollpersonenen wurden in 8-mm-Schichten (wie Gruppe a) aufgenommen. Zum Vergleich beider Modi wurden 4 Kontrollen zusätzlich mit 2-mm-Schichten untersucht.
Erwartungsgemäß wurde in Gruppe b (2-mm-Schichten) ein wesentlich größeres äußeres Liquorvolumen gemessen. Eine auf Mittelwerten und Standardabweichungen beider Gruppen beruhende Umrechnung der Liquorvolumina ergab eine gute Übereinstimmung mit den tatsächlich ge-

messenen Volumina der 4 mit beiden Aufnahmemodi untersuchten Kontrollpersonen (äußere LV: 0,99; innere LV: 0,97; berechnet nach Asendorpf u. Wallbott 1979) (s. Tabelle 4). Die Grundlage aller folgenden Auswertungen sind die auf 4 mm Schichtdicke bezogenen Werte.

Tabelle 4. Vergleich der mit 4 mm bzw. 2 mm Schichtdicke gemessenen mit den transformierten (berechneten) Liquorvolumina (Erläuterungen s. Text)

Probanden-Nr.	Äußere Liquorvolumina (ml)			Innere Liquorvolumina (ml)		
	2 mm	2 mm transformiert	4 mm	2 mm	2 mm transformiert	4 mm
1	177,1	47,9	48,0	17,1	7,8	7,8
2	108,9	29,1	26,9	24,8	13,7	14,2
3	111,3	29,8	31,2	19,2	9,8	10,3
4	79,1	20,9	21,6	23,2	12,5	11,4

Bei dem verwendeten CT-Gerät ist eine statistische Auswertung zuvor definierter Bildregionen möglich. Dabei wird die Fläche (in cm), die Anzahl der erfaßten Bildpunkte und ihre mittlere Dichte mit Standardabweichungen (in Hounsfield-Einheiten) ausgegeben. Durch Vorgabe eines unteren und oberen Dichtegrenzwertes kann die entsprechende Auswertung innerhalb definierter Dichtebereiche erfolgen. Durch Multiplikation der Fläche mit der Schichtdicke lassen sich Volumina errechnen, deren Volumeneinheiten (Voxels) innerhalb eines definierten Dichtebereiches liegen.

Es wurden alle angefertigten Schichten (zwischen 23 und 54) getrennt ausgewertet. Mit Griffel und Widerstandsmatrix wurde eine Fläche ("region of interest", ROI) definiert, deren Grenze im Bereich der Schädelkalotte verlief. Hiermit konnten alle extrakraniellen Weichteile ausgeschlossen werden. Als zweite ROI wurden die inneren Liquorräume umfahren und ausgewertet. Für Liquor wurde in Übereinstimmung mit Carlen et al. (1986) ein Dichtebereich von -22 bis +15 Hounsfield-Einheiten (HE) definiert (Petersen et al. 1988). Die *Interrater-Reliabilität* lag bei 0,98 für die äußeren und bei 0,99 für die inneren Liquorräume (Asendorpf u. Wallbott 1979).

Die CT-Dichtemessungen wurden aus methodischen Gründen nur im intraindividuellen Verlauf betrachtet. Bei den MRT Untersuchungen stand ebenfalls der Zeitverlauf im Vordergrund unseres Interesses. Methodik, Diskussion und Ergebnisse der CT-Dichte und MRT Studie sind folglich in Kap. 4 zusammenfassend dargestellt.

3.2.2 Diskussion der CT - Methodik

In fast allen bisherigen CT-Studien wurden Liquorräume mit Methoden vermessen, die nur indirekt einen Nachweis verminderter Hirnmasse erlauben. Sie reichen von dichotomen klinischen Beurteilungen (normal vs. pathologisch) bis zu Flächenmessungen auf Röntgenbildern oder Computerausdrucken. Damit wurde mittels indirekter Messungen eine indirekte Größe zur Beurteilung der Hirnmorphologie gewonnen, was zu Bedenken bezüglich der Validität dieser Verfahren Anlaß gab (Wilkinson 1987). Allerdings sprechen die Ergebnisse von Jernigan et al. (1991) eindeutig für die Validität der bisherigen Verfahren. Sie fanden hohe Korrelationen zwischen der Erweiterung der Liquorräume und der Reduzierung von grauer und weißer Substanz (s. 4.1).

Direkte Volumetrien der Liquorräume wurden bisher lediglich von Jernigan et al. (1982) und Pfefferbaum et al. (1988) vorgenommen. Die vorliegende Arbeit stellt somit die dritte direkte Messung der Liquorräume von Alkoholikern dar. Die Interrater-Reliabilität (Ra nach Asendorpf u. Wallbott 1979) der digitalen Volumetrie lag in unseren Untersuchungen bei 0,98 für die äußeren und 0,99 für die inneren Liquorräume. Dies liegt deutlich über den in der eigenen Studie erzielten Werten für visuelle Beurteilungen (Ra bei 0,7) und lineare Vermessungen (Ra bei 0,8). Damit kann durch die digitale Volumetrie der subjektive Einfluß durch den Untersucher weitestgehend ausgeschlossen werden.

Bei der Festlegung des Schwellenwertes der Dichte von Hirnparenchym und Liquor ist zu berücksichtigen, daß er sich von basal nach apikal erhöht, was sich durch Strahlaufhärtung und Teilvolumeneffekte erklärt. Durch letzteren werden Volumenelementen, die Hirnparenchym und Liquor enthalten Dichtewerte zugeordnet, die zwischen denen von reinem Liquor und reinem Parenchym liegen. Für die vorliegende Untersuchung wurde ein Schwellenwert von + 15 HE als höchstem Dichtewert für Liquor gewählt. Dieser Kompromiß führt zu einer Unterrepräsentierung der äußeren Liquorräume in den apikalen Schichten, andererseits wird eine Reihe von Bildpunkten im zentralen Parenchym fälschlich als Liquor erkannt (Zeumer et al. 1982). Bei intraindividuellen Verlaufsuntersuchungen tritt dieser systematische Fehler in Erst- und Zweituntersuchung auf und wird hierdurch relativiert. Der Schwellenwert von + 15 HE wurde auch von anderen Untersuchungsgruppen gewählt (Carlen et al. 1986). Dagegen war die Festlegung des unteren Liquorschwellenwertes bei - 22 HE willkürlich und für das Ergebnis unerheblich.

Die visuelle Inspektion aller Aufnahmen erlaubte den sicheren Ausschluß von Patienten mit alten Schädel-Hirn-Traumata, auch wenn sie in der Anamnese nicht angegeben worden waren. Artefaktgestörte Aufnahmen hätten erkannt und eliminiert werden können, allerdings erwies sich beides in den vorliegenden Untersuchungen als nicht relevant.

3.3 Ergebnisse der eigenen Untersuchungen

3.3.1 Vergleich der Liquorräume von Patienten und Kontrollen zu Beginn der Untersuchung (U1)

Mittelwerte und Standardabweichungen der inneren und äußeren Liquorvolumina bei der Erstuntersuchung sind Abb. 2 und Tabelle 5 im Abschnitt 4.3.1 zu entnehmen. Verglichen mit den altersangepaßten, gesunden Kontrollen wiesen die Patienten hochsignifikant größere äußere Liquorräume auf (t-Test für unabhängige Stichproben: t=3,93; p=0,002). Der Unterschied der inneren Liquorräume war ebenfalls signifikant (t=2,11; p=0,04).

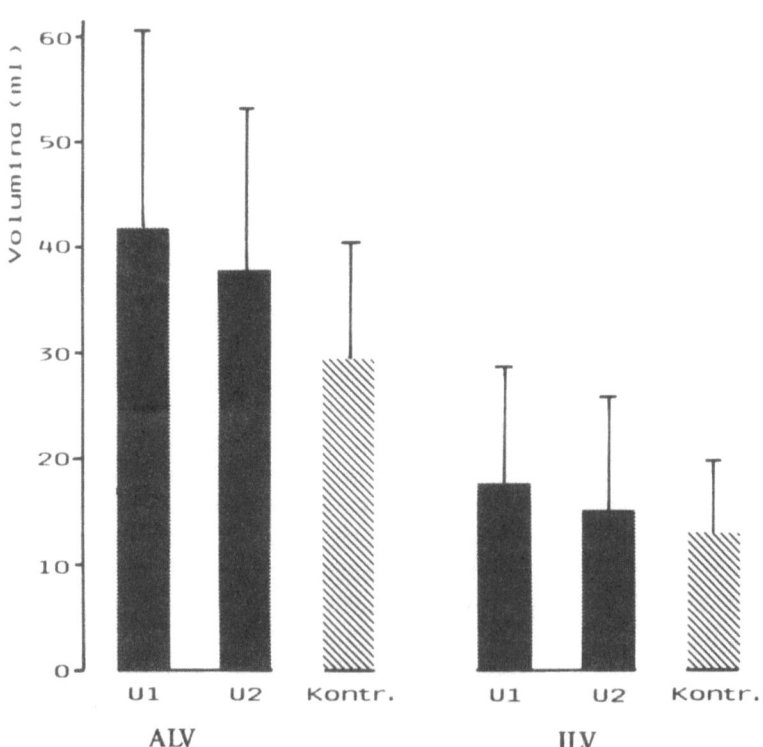

Abb. 2. Ergebnisse der CT-Liquorvolumetrie bei Patienten (n=49) und Kontrollpersonen (n=49)

Unter Berücksichtigung der Abstinenzdauer vor Aufnahme (0 - 130 Tage) wurde die Gruppe über den Median geteilt in 26 Patienten ("nicht Abstinente"), die 0 - 3 Tage vor der Aufnahme noch getrunken hatten und 23 ("Abstinente"), die 6 Tage oder länger keinen Alkohol mehr zu sich genommen hatten. Verglichen mit den Kontrollen waren äußere und innere Liquorräume zu U1 bei den "nicht Abstinenten" signifikant größer (t=5,5; p=0,0001 bzw. t=3,0; p=0,004 / t-Test mit Alphaadjustierung). Dagegen unterschieden sich die Liquorräume der "Abstinenten" zu U1 nicht signifikant von den Kontrollen. Der Unterschied zwischen Abstinenten und Nichtabstinenten wurde auch durch einen direkten Vergleich bestätigt (zweifaktorielle Varianzanalyse über Abstinenzdauer und Zeit, s. 4.3.1).

Der Zusammenhang von Abstinenzdauer vor Aufnahme und Ausmaß der Hirnatrophie wird durch die signifikante Korrelation zwischen äußeren und inneren Liquorräumen und Abstinenzdauer unterstrichen (ALV: r=-0,39; p=0,005 / ILV: r=-0,30; p=0,03).

3.3.2 Beziehung zwischen Hirnmorphologie, Anamnese und Laborbefunden

Univariate Auswertung: Das *Durchschnittsalter* von Patienten und Kontrollen betrug 41,7 Jahre (s=8,9, bzw. 8,8). Äußere und innere Liquorräume korrelierten jeweils signifikant mit dem Alter der Patienten (r=0,39, p=0,006 / r=0,41, p=0,003), der Anzahl der Abstinenztage vor Aufnahme und der Höhe der Gamma- GT (s. unten). Bei den gesunden Kontrollpersonen fand sich keine signifikante Korrelation zwischen Alter und Größe der Liquorräume.

Die durchschnittlichen *Trinkmengen* korrelierten auch nach Gewichtskorrektur und Auspartialisierung von Alter, Abstinenztagen und Gamma-GT nicht mit der Größe der Liquorräume.

Die *Dauer der Abhängigkeit* korrelierte nach Auspartialisierung des Alters signifikant mit den ALV (r=0,29; p=0,04 / ILV: r=0,22). Wurden auch Abstinenztage und Gamma-GT auspartialisiert, betrug die Korrelation zwischen Dauer der Abhängigkeit und ALV r=0,28; p=0,06. Diese Ergebnisse sprechen für eine tendenzielle Bedeutung der Trinkmengen für die Entwicklung einer Hirnatrophie.

Während Krampfanfälle in der Vorgeschichte keinen Einfluß auf die Größe der Liquorräume hatten, unterschieden sich die 6 Patienten mit Delirium tremens in der Anamnese deutlich von den anderen. Das Ventrikelsystem war signifikant erweitert (t=2,2 p=0,02. Diese Unterschiede waren nicht durch die Abstinenztage vor der Untersuchung oder durch das Alter zu erklären. Auch die äußeren Liquorräume wiesen einen Unterschied der Mittelwerte auf, der allerdings nicht signifikant war.

Das *Gewicht* korrelierte mit der Größe der äußeren Liquorräume (r=-0,32, p=0,02), Gewichtszunahme und die Veränderung der Liquorräume während der stationären Behandlung korrelierten dagegen nicht signifikant miteinander.

Die *Gamma-GT* zeigte einen negativen Zusammenhang mit dem Alter (r=-0,32; p=0,02) und (nach Auspartialisierung von Alter und Abstinenztagen) mit den äußeren (r=0,34 p=0,02), nicht jedoch mit den inneren Liquorvolumina. Die Korrelationen zur Abhängigkeitsdauer und den Trinkmengen (mit und ohne Gewichtskorrektur) waren nicht signifikant. Nach Auspartialisierung des Alters fand sich dagegen eine signifikante Korrelation zu den Trinkmengen (r=0,28; p=0,04).

Das mittlere *Erythrozytenvolumen* (MCV) korrelierte signifikant mit Alter (r=0,34; p=0,01). Nach Auspartialisirung des Alters fanden sich keine signifikanten Korrelationen zu äußeren und inneren Liquorvolumina, Abhängigkeitsdauer und Trinkmengen.

Eine *familiäre Belastung* mit chronischem Alkoholismus bei Verwandten ersten Grades wurde von 17 Patienten (35 %) angegeben, 32 verneinten die Frage. Es fanden sich keine signifikanten Unterschiede zwischen beiden Gruppen bezüglich der Größe der Liquorräume.

Der Selbstbeurteilungsteil des *Münchner Alkoholismus Tests* korrelierte mit keiner der CT-Variablen. Zwischen der Fremdbeurteilung (MALT-F) und der Größe der äußeren (r=0,39 p=0,005) und inneren Liquorräume (r=0,41 p=0,003) fanden sich signifikante Korrelationen.

Bei den *gesunden Kontrollpersonen* fanden sich keine signifikanten Beziehungen zwischen den obigen Variablen.

Multivariate Auswertung: Die kanonische Korrelation zwischen ALV und ILV einerseits und Abhängigkeitsdauer und gewichtsbezogenen Trinkmengen andererseits war signifikant (r_{cc}=0,.34; p=0,01). Auspartialisierung von Alter und Abstinenzdauer veränderten das Ergebnis nicht bedeutsam.

Unter Auspartialisierung von Alter und Abstinenztagen zeigten kanonische Korrelationen zwischen Gamma-GT x MCV und ALV x ILV einen sigifikanten Zusammenhang (r_{cc}=0,33; p=0,02). Bei den Kontrollen fand sich keine signifikante Korrelation.

3.4 Diskussion der Ergebnisse

Die Ergebnisse der CT-Studien führten in den letzten Jahren zu einer Veränderung der Lehrmeinung bezüglich der Wirkung von Alkohol auf das Gehirn: "The classical Wernicke-Korsakoff syndrome is no longer regarded as the predominant cerebral complication in alcoholics, and we can no longer rely on superficial clinical examinations to reassure us that the alcoholic brain is unimpaired" (Lishman 1990). Elektrophysiologische (Porjesz u. Begleiter 1987) und Durchblutungsstudien (Berglund et al. 1980; Dally et al. 1988) zeigten, daß Hirnveränderungen bei Alkoholikern häufig schon vorhanden sind, bevor sie klinisch manifest werden.

In allen methodisch anspruchsvollen CT-Studien fanden sich bei Alkoholikern im Gruppenmittel vergrößerte äußere und/oder innere Liquorräume (z.B. v.Gall et al. 1978; Lishman et al. 1980; Carlen et al. 1981; Bergman 1987). Die Veränderungen begannen häufig schon früh. Ein nicht unbeträchtlicher Teil der Alkoholiker zeigte andererseits trotz schwerer und lang anhaltender Trinkanamnesen keine bedeutsame Hirnatrophie. Der Einfluß genetischer Faktoren wird diskutiert: Begleiter et al. (1982) fanden Unterschiede in der Schwere der CT-Veränderungen zwischen Alkoholikern mit und ohne familiäre Belastung.

Die Ergebnisse der eigenen Studie stehen in Einklang mit der zitierten Literatur, v. a. mit den beiden volumetrischen Studien (Jernigan et al. 1982; Pfefferbaum et al. 1988). Es fanden sich hochsignifikante Unterschiede zwischen den äußeren Liquorräumen von Patienten und Kontrollen. Nach Alphaadjustierung war der Unterschied der inneren Liquorräume nicht signifikant. Die Dauer der Abstinenz vor der ersten CT-Aufnahme war ein wichtiger Faktor. Je kürzer der letzte Alkoholkonsum zurücklag, desto bedeutsamer war die Hirnatrophie. Das Vorliegen einer familiären Belastung hatte keinen Zusammenhang mit den CT-Befunden, was den Resultaten von Begleiter et al. (1980) widerspricht. Dagegen konnten Befunde von Seyfeddinipur u. von Braunmühl (1974) bestätigt werden, wonach Patienten mit Delirium tremens in der Vorgeschichte signifikant vergrößerte innere Liquorräume aufweisen.

Der *Einfluß des Alters* wurde mehrfach untersucht. In der Regel fand sich eine signifikante Korrelation mit den CT- Veränderungen, wie dies auch bei unserer Stichprobe der Fall war. Bei unseren gesunden Kontrollen (bis 60 Jahre alt) zeigte sich dieser Effekt nicht, was in der Literatur bestätigt wird (Musial 1984).

Zur Bedeutung von *Trinkmengen und Abhängigkeitsdauer* wurden widersprüchliche Ergebnisse publiziert (s. 3.1.3). Nach Auspartialisierung von Alter, Abstinenztagen und Höhe der Gamma-GT fanden wir keine signifikante Korrelation zwischen täglicher Trinkmenge (gewichtskorrigiert) und Ausmaß der Hirnatrophie. Die Korrelation zur Dauer der Abhängigkeit war nach Berücksichtigung des Alters signifikant, nicht jedoch, wenn auch die Abstinenztage auspartialisiert wurden (r=0,28; p=0,06). Bei multivariater Auswertung mittels kanonischer Korrelationen (ALV/ILV gegen Trinkmengen/Dauer) wurde ein signifikanter Zusammenhang bestätigt (r_c=0,34), was wie in den Studien von Lusins et al. (1980), Gurling et al. (1984) und Pfefferbaum et al. (1988) eher auf die Abhängigkeitsdauer als auf die mittleren täglichen Trinkmengen zurückzuführen sein dürfte.

Die *Bedeutung des Geschlechts wird als Moderatorvariable* für das Auftreten alkoholbedingter Schädigungen diskutiert (Wanke 1987). Acker (1986) konnte eine höhere Prävalenz neuropsychologischer Defizite bei Alkoholikerinnen nachweisen trotz deutlich kürzeren Alkoholkonsums als bei Männern. Ähnliche Ergebnisse wurden von Bergman (1987) vorgelegt. Jacobson (1986 b) untersuchte die Patienten der Londoner Studie (Lishman et al. 1980) in Bezug auf Geschlechtsunterschiede der CT-Veränderungen. Der Vergleich weiblicher Alkoholabhängiger zu gesunden Frauen zeigte in 58 % eine Vergrößerung der inneren Liquorräume, während männliche Alkoholabhängige im Vergleich mit Gesunden nur in 37 % erweiterte innere Liquorräume aufwiesen. Direkte Vergleiche von männlichen und weiblichen Alkoholabhängigen einer Stichprobe (Mann et al. 1988; Ott et al. 1990) stützen die Hypothese von Jacobson.

Seit Anfang des Jahrhunderts berichteten Neuropathologen über *Rindenatrophien* im Großhirn, doch wurden diese Mitteilungen häufig kritisiert. So hielten Victor u. Adams (1985) die Beschreibungen von Courville (1955) für nicht akzeptabel. Die Befunde seien unspezifisch und fänden sich bei vielen Krankheitsbildern, z.T. auch beim normalen Altern. Einige der von Courville beschriebenen Nervenzelldegenerationen seien nichts anderes als Artefakte aufgrund unsachgemäßiger Behandlung und Fixation. Außerdem fehlten klinische Beschreibungen der Patienten.

Ähnliche Kritik wurde auch gegenüber den Arbeiten von Warner (1934), Stevenson (1940), Lynch (1960) und Miyakawa et al. (1977) geäußert. Die beschriebenen Veränderungen seien zum großen Teil nicht vor dem Hintergrund der ebenfalls bei den Patienten bestehenden Pathologie (z.B. der chronischen hepatozerebralen Degeneration) diskutiert worden (Victor u. Adams 1985).

Peiffer (1985) schloß sich dieser Kritik zum Teil an. Bei den von Meyer 1912 beschriebenen Rindenatrophien an Klein- und Großhirn sei aus heutiger Sicht weniger an einen chronischen Alkoholismus als vielmehr an eine adulte Form einer Speicher- und Entmarkungskrankheit zu denken. Bevor atrophisierende Vorgänge als direkte Alkoholfolge gedeutet werden könnten, müßten auch andere ätiologische Faktoren bedacht werden, so z.B. die nicht seltene hepatische Enzephalopathie, Hypertonien, erhöhte Thrombose- und Infarktraten und Schädel-Hirn-Traumata (Peiffer 1989).

Andererseits räumten Victor u. Adams (1985) ein, in 26 % ihrer Fälle neben Vergrößerungen der Ventrikel auch leichte bis mäßige Erweiterungen der Hirnfurchen v. a. in den frontalen Regionen gefunden zu haben. Sorgfältige Untersuchungen dieser Fälle hätten jedoch keine eindeutigen Hinweise für Zelluntergänge oder Gliose erbracht. Ihre Kritik der Beschreibungen kortikaler Veränderungen bei Alkoholikern endete mit dem Hinweis, daß morphometrische oder andere ausgefeilte quantitative Techniken bisher nicht zur Untersuchung dieses Problems angewandt worden seien.

Dieser Einwand wurde inzwischen durch Studien der Arbeitsgruppe um den australischen Neuropathologen Harper widerlegt. Die Diskrepanz zwischen der Verneinung kortikaler Veränderungen bei Alkoholikern und den damit in Widerspruch stehenden, jedoch häufig replizierten CT-Befunden veranlaßten Harper und Mitarbeiter zu einer Reihe quantitativer neuropathologischer Studien. Im Vergleich zu Kontrollen fanden sie bei Alkoholpatienten ein signifikant verringertes Hirngewicht und Hirnvolumen (alle Referenzen s. 3.1.1.1). Der perizerebrale Raum war bei Alkoholikern um 4,9% größer als bei Kontrollen. Die weiße Substanz war um 14% reduziert, das Ventrikelvolumen um 36% vergrößert und die Dicke des Corpus callosum signifikant verringert. Auch wenn sich keine Volumenunterschiede der grauen Substanz zwischen Alkoholikern und Kontrollen zeigten, ließ sich doch eine um 22% reduzierte Neuronendichte im frontalen Kortex nachweisen. Für den parietalen motorischen Kortex traf dies nicht zu.

Harpers Befunde stehen in Einklang mit den CT-Studien. Sie werden durch Untersuchungen der zerebralen Durchblutung gestützt. Alkoholiker zeigten verminderte kortikale Perfusionsraten mit Betonung über der Frontalregion (Berglund et al. 1987; Dally et al. 1988). Möglicherweise tritt eine Hypoperfusion auch in tieferen zerebralen Strukturen, z.B. im Thalamus und Hypothalamus auf (Hata et al. 1987). In PET-Studien fand sich eine bei Alkoholikern verminderte Glukoseutilisation in den mediofrontalen Abschnitten (Samson et al. 1986; Sachs et al. 1987).

In einer großen Zahl *tierexperimenteller Studien* konnten Unterschiede zwischen normal ernährten und alkoholgefütterten Tieren nachgewiesen werden (Zitate s. 3.1.1.2). Sie beziehen sich auf Zahl und Dichte von Neuronen (Purkinje- und Körnerzellen im Zerebellum, Pyramidenzellen im Hippocampus). Die Veränderungen traten auch bei ausreichender Vitaminsubstitution, d.h. bei normalen Thiaminspiegeln, auf. Im Neuropil konnten konsistent Veränderungen nachgewiesen werden, in der Mehrzahl der Studien fand sich eine Reduktion der Dendritendornen und Synapsen.

Die Befunde werden offenbar genetisch mitbeeinflußt. Mäusestämme mit einer höheren Sensitivität für die narkotischen Eigenschaften des Alkohols zeigten eine Verminderung der Dendritendichte und eine geringere Anzahl von Korbzellen. Dies war bei Mäusestämmen ohne erhöhte Alkoholsensitivität nicht der Fall (Scheetz et al. 1987 b).

Zusammenfassend werden die Befunde einer atrophischen Hirnveränderung bei Alkoholikern von Neuropathologen heute kaum mehr bestritten. Im Gegenteil, die überzeugensten Bestätigungen der computertomographischen Studien kommen von experimentellen, neuropathologischen Untersuchungen.

4 Rückbildung der Hirnatrophie unter Abstinenzbedingungen

4.1 Stand der Forschung

4.1.1 Neuropathologische Verlaufsuntersuchungen am Tiermodell

Die neuropathologische Untersuchung abstinenzbedingter Rückbildungsvorgänge von unter Alkoholkonsum entstandenen hirnmorphologischen Veränderungen ist auf das Studium von Tiermodellen beschränkt.

Bauer-Moffett u. Altman (1975) zeigten im Zerebellum der Ratte unter postnataler Alkoholgabe im Vergleich zu Kontrollen eine geringere Zahl an Purkinje-Zellen und eine Verminderung der Zelldichte v. a. in den früh reifenden Lobuli. Neunzig Tage nach Beendigung der Alkoholfütterung fanden sich keine Unterschiede mehr zwischen Versuchstieren und Kontrollen. Phillips u. Cragg (1982) konnten die Ergebnisse in einer Replikation bestätigen.

McMullen et al. (1984) untersuchten die Dendriten der Pyramidenzellen in der CA-1-Region des Hippocampus von Ratten. Sie verglichen eine Gruppe mit 5monatigem Alkoholkonsum plus 2monatiger Abstinenz mit einer Gruppe ohne Abstinenz. Äthanolgabe allein führte zu einer signifikanten Reduktion basaler Dendriten. Auch die Dicke des Stratum oriens und radiatum des CA-1-Feldes war reduziert. In der Gruppe mit 2monatiger Abstinenz fand sich eine Zunahme der Dicke in den genannten Schichten mit vermehrtem Auswachsen basaler Dendriten. Die Autoren vermuten, daß nach Entzug ein vermehrtes Dendritenwachstum erfolgt, um die Entwicklungsverzögerungen während der Alkoholexposition auszugleichen.

Chronische Alkoholfütterung führte zu einer signifikanten Reduktion der ribosomalen Proteinsynthese bei Mäusen (Noble u. Tewari 1973) und Ratten (Tewari et al. 1978). Nach Alkoholentzug kam es zu einem ca. 50%igen Wiederanstieg der Proteinsynthese (Tewari et al. 1977). Auch nach kurzzeitiger Alkoholfütterung ließ sich eine Reduktion der Proteinsynthese nachweisen. Sie war bereits nach 24 h Abstinenz reversibel (Peters u. Steele 1982).

Lind et al. (1988) untersuchten die Wirkung von Alkohol und Abstinenz auf die läsionsinduzierte Neuroplastizität. Nach einseitiger Entfernung des Entorhinalkortex der Ratte kam es zu axonalen Aussprossungen und vermehrter Synapsenbildung im Gyrus dentatus. Unter Alkoholfütterung war dieser Regenerationsprozeß deutlich verlangsamt. Eine nur 24stündige Abstinenzphase hob den inhibitorischen Effekt von Äthanol wieder auf.

4.1.2 Verlaufsuntersuchungen mittels bildgebender Verfahren

4.1.2.1 Erfassung von Liquorräumen

Carlen et al. (1978) publizierten die erste Verlaufsstudie bei Alkoholikern. Sie untersuchten 8 Patienten, von denen 6 bei der Zweituntersuchung nach 2 - 9 Monaten abstinent waren. Es fand sich ein Rückgang des Liquorvolumens bei 4 der 6 abstinenten Alkoholikern. Dagegen konnten Goetze et al. (1978) bei 10 Patienten mit Alkoholpsychosen, bzw. Delir nach 4 Wochen Behandlung keine Veränderung der CT-Befunde nachweisen.

Lishman et al. (1980) untersuchten 23 von ursprünglich 100 Alkoholikern nach 30 - 91 Wochen erneut. Bei 9 abstinenten Patienten zeigte sich ein Trend zur Abnahme der Liquorvolumina.

Artmann et al. (1981) fanden bei 15 Alkoholpatienten vergrößerte Ventrikel und/oder erweiterte Sulci. Bei der Nachuntersuchung zwischen 13 und 22 Monaten später waren 11 Personen abstinent geblieben, davon zeigte sich bei 9 eine Verringerung der Ventrikelgröße und der Weite der Sulci. Die verbleibenden 4 Patienten tranken weiter, bei ihnen fanden sich keine signifikanten CT-Veränderungen.

Neumann (1981) untersuchte 10 alkoholabhängige Männer nach mindestens 3monatiger Abstinenz erneut. Mittels visueller Beurteilung konnten deutliche Verbesserungen der kortikalen Atrophie in 8 Fällen gesichert werden.

30 bis 152 Wochen nach der Erstuntersuchung wiederholten Ron et al. (1982) an 56 Patienten die CT-Aufnahmen der Stichprobe von Lishman et al. (1980). 16 Patienten waren abstinent. Sie zeigten eine signifikante Verbesserung der vorbestehenden Hirnatrophie, während sich die Werte der rückfälligen Patienten weiter verschlechtert hatten.

Cala et al. (1983) beschrieben einen Rückgang hirnatrophischer Zeichen bei 10 von 11 Patienten mit leichtem bis mittelschwerem Alkoholabusus nach 3-, 6- und 12monatiger Abstinenz. Die Ergebnisse wurden mit einer auf 65 Patienten erweiterten Gruppe bestätigt (Cala 1985).

Ähnliche Resultate legten Schroth et al. (1985) anhand einer Stichprobe von 65 Patienten vor. Die lineare Vermessung zeigte in 50,8% der Fälle eine signifikante Verringerung des Liquorvolumens. Carlen et al. (1986) untersuchten 20 Patienten. Sie fanden einen signifikanten Rückgang der Liquorvolumina nach 4 Wochen Abstinenz.

Von Claus et al. (1987) wurde gezielt die Verlaufsdynamik der Rückbildung untersucht. Sie fanden bei 30 Alkoholikern nach 10tägigem Entzug keine signifikanten CT-Veränderungen. Allerdings zeichnete sich bei 6 Patienten bereits eine trendmäßige Verringerung der Liquorvolumina ab.

Hecht et al. (1990) fanden bei 49 Patienten innerhalb von 40 Tagen eine Reduktion des Gesamtliquorvolumens von 100% (U1) auf 85,9%. Die äußeren Liquorräume (82,7%) verringerten sich deutlicher als die inneren (87,6%).

Mittels *Magnetresonanztomographie* wurde der Verlauf unter kurzfristiger Abstinenz von Zipursky et al. (1989) untersucht. Es fand sich eine signifikante Verringerung der inneren Liquorräume.

4.1.2.2 Untersuchungen der CT-Dichte

Bisher haben sich nur wenige Autoren mit der Frage beschäftigt, ob chronischer Alkoholismus zu Veränderungen der CT-Dichte führt. In der Mehrzahl der Studien wurden Probanden und Kontrollpersonen lediglich zu einem Zeitpunkt untersucht. Aussagen über Veränderungen der CT-Dichtewerte des Gehirns können somit nur indirekt aus der Höhe der Korrelation zur Abstinenzdauer oder durch den methodisch sehr problematischen interindividuellen Vergleich mit gesunden Versuchspersonen gemacht werden (methodenkritische Anmerkungen finden sich in 4.2.1.3).

Golden et al. (1981) untersuchten Rechts-Links-Seitendifferenzen der Hemisphären von 11 Alkoholikern im Vergleich mit 11 Kontrollpersonen. Ausgewertet wurden 3 aufeinanderfolgende Schichten in Höhe der Seitenventrikel. Dabei zeigte sich im Seitenvergleich eine signifikante Dichteminderung der linken, nicht aber der rechten Hemisphäre von Alkoholikern gegenüber der Kontrollgruppe ($p < 0.01$). Beim intraindividuellen Vergleich der Hemisphären ergab sich bei der Kontrollgruppe nur bei 2 von 33 Schichten links niedrigere CT-Dichtewerte als rechts, bei Alkoholikern bei 10 von 33 CT-Schichten. Die Autoren schließen aus ihren Befunden auf eine größere Vulnerabilität der linken Hirnhälfte.

Gebhardt et al. (1984) beschäftigten sich mit neuropsychologischen Leistungen und ihren morphologischen Korrelaten. Untersucht wurden 24 chronische Alkoholiker im Alter von 45 - 60 Jahren (!), die mindestens einen Monat abstinent waren. Messungen der CT-Dichtewerte wurden im frontalen und parietalen Marklager und im Bereich des dorsomedialen Kerns des Thalamus durchgeführt. Vier neuropsychologische

Tests wurden durchgeführt (Übersicht s. Kapitel 7.1.1) Es ergab sich eine signifikante Korrelation (r= 0,47, p<0,01) der CT-Dichte des Thalamus mit einem Lerntest (Paarassoziationen), den die Autoren als valides Instrument für die Erfassung des Langzeitgedächtnisses betrachteten. Ebenfalls eine signifikante Korrelation ergab sich für die Thalamusdichte rechts und nonverbales Lernen (r =0,43, p <0,02).

Jacobson et al. (1985) untersuchten in einer seit 1977 laufenden Studie an über 200 Alkoholikern und Kontrollen eine Teilgruppe von 93 Probanden bezüglich einer Korrelation von CT-Dichtewerten und Dauer der Abstinenz. Gemessen wurde im Bereich des frontalen Marklagers, Nucleus caudatus und Thalamus. Zur Kontrolle der Genauigkeitgen wurde eine Wiederholungsmessung derselben Areale durchgeführt. Die Interraterreliabilität (Cronbachs α) lag bei 0,9. Eine signifikante Korrelation (r= 0,23, p<0,05) zwischen der Dauer der Abstinenz und den Dichtewerten ergab sich im Bereich des Thalamus und Nucleus caudatus.

Gurling et al. (1986) führten eine Studie an 14 monozygoten, bezüglich Alkoholabhängigkeit diskordanten Zwillingspaaren im Hinblick auf CT-Dichte durch. 7 von 14 Alkoholikern waren mindestens 3 Monate, 5 über 1 Jahr abstinent.[2] Ermittelt wurden die Dichtewerte von 2 unabhängigen Untersuchern für die Bereiche des frontalen Marklagers, Nucleus caudatus und Thalamus. Die Interraterreliabilität (Pearson) lag zwischen 0,80 und 0,95. Bei einer Untergruppe (den 6 Patienten mit der längsten Trinkdauer) fanden sich höhere Dichtewerte als bei den Geschwistern. Abstinenzdauer und Dichtewerte korrelierten nicht signifikant.

Ron (1987) fand dagegen eine Korrelation (Höhe nicht angegeben) zwischen Abstinenzdauer und CT-Dichtewerten im Bereich des Thalamus und Nucleus caudatus (n= 100).

Intraindividuelle Verlaufsuntersuchungen wurden lediglich in 2 Studien an kleinen Fallzahlen durchgeführt. Australische Autoren (Cala et al. 1983) untersuchten 11 Probanden mit leichtem bis mittelschwerem Alkoholabusus nach 3, 6 und 12 monatiger Abstinenz (maximaler Alkoholkonsum 120 g/d). Die CT-Dichte wurde im Nucleus caudatus, frontalen Marklager, Centrum semiovale und im Bereich des Forceps major gemessen. Die Werte lagen "im breiten Spektrum der Norm von Gesunden". Unter Abstinenzbedingungen fand sich ein statistisch signifikanter Dichteanstieg der weißen und der grauen Substanz.

Eine kanadische Autorengruppe (Carlen et al. 1986) konnte diese Ergebnisse bestätigen. Sie untersuchten 20 chronische Alkoholiker (durchschnittliche Trinkmenge mind. 80 g/d) vor Behandlungsbeginn und nach

---

[2] In der eigenen Studie waren die Patienten nur wenige Tage abstinent (Median 3 Tage), so daß beide Untersuchungen nur eingeschränkt vergleichbar sind.

4wöchiger Abstinenz. Gemessen wurde der globale gemittelte CT-Dichtewert des gesamten Hirngewebes zwischen 15 und 60 Hounsfield-Einheiten in der CT-Schicht mit dem grössten Ventrikelvolumen. Dabei zeigte sich ein Anstieg der Dichtewerte nach 4wöchiger Abstinenz. Eine signifikante Korrelation zwischen Liquorvolumen und CT-Dichtewerten fand sich zu beiden Zeitpunkten (1. Woche: r =-0,85, p<0,001, 4. Woche: r =-0,74, p<0,001). Die Veränderung des Liquorvolumens und der CT-Dichtewerte zwischen der 1. und 4. Woche zeigte ebenfalls eine signifikante Korrelation (r =- 0,60, p<0,005).

Mellanby u. Reveley (1982) untersuchten den Effekt der Dehydratation auf die CT-Dichtewerte des Gehirns in einem Experiment mit einer gesunden Versuchsperson. Vor und nach einer totalen Flüssigkeitsrestriktion für 24h und einer Gabe von 40 mg Furosemid wurden CT-Aufnahmen erstellt. Die Ventrikelgröße nahm ab, die CT-Dichtewerte stiegen an. Einen Anstieg der CT Dichte beschrieben auch Cascino et al. (1983) nach Mannitolgabe an 4 Patienten. Albright und Latchaw (1985) bestätigten diese Ergebnisse in einer Studie mit 4 Affen. Nach Furosemid- bzw. Mannitolgabe zeigte sich eine signifikante Zunahme der CT-Dichte. Umgekehrt konnten Trabert et al. (1987) zeigen, daß bei exzessiver Wasserzufuhr die CT-Dichte deutlich abnimmt.

4.1.2.3 Magnetresonanztomographische Untersuchungen

Die Grundlagen der Magnetresonanztomographie (MRT) wurden bereits beschrieben (s. 3.1.2.3). Es sei daran erinnert, daß die Länge der Relaxationszeiten T1 und T2 vom Gehalt an freiem Wasser im Gewebe abhängt (Go et al. 1983).

Bisher wurden nur wenige systematische MRT-Verlaufsuntersuchungen an Alkoholabhängigen durchgeführt. Besson et al. (1981) beschrieben verkürzte T1-Zeiten der grauen und weißen Substanz bei 9 Alkoholikern während oder kurz nach der Intoxikation. Nach längerer Abstinenz nahmen die T1-Zeiten zu. Die Autoren diskutieren ihren Befund als Beleg für die Rehydratationshypothese (s. 8.1).

Smith et al. (1985) fanden dagegen zunächst eine Verlängerung von T1-Zeiten unter Alkoholintoxikation und eine Verkürzung in der Abstinenzphase (9 Patienten). Die Autoren konnten dieses Ergebnis an einer größeren Stichprobe (n = 27) jedoch nicht bestätigen. Zwischen beiden Untersuchungszeiten zeigte sich keine Veränderung der T1-Zeiten (Smith et al., 1988). Mander et al. (1989) beschrieben eine Verkürzung der T1-Zeiten unter Abstinenzbedingungen, was einer Reduzierung des Wassergehalts im Gehirn von 0,3% entsprechen soll.

Die beschriebenen Studien wurden von Zipursky et al. (1989) kritisiert. Sie fanden eine hohe Variabilität in den eigenen Relaxationszeitbestimmungen und wiesen darauf hin, daß keine der bisherigen Studien die Stabilität ihrer T1- und T2-Messungen in einem Kontrollkollektiv nachweisen konnte.

Auf die Querschnittstudie von Jernigan et al. (1991) wurde bereits hingewiesen (s. 3.1.2.3). Eine Auswertung der Veränderungen im Zeitverlauf ist geplant.

4.2 Methodik der eigenen Untersuchungen

4.2.1 Bestimmung der CT-Dichte

4.2.1.1 Auswahl der Meßareale

In Übereinstimmung mit der Literatur (Cala et al. 1983; Gebhardt et al. 1984; Jacobson et al. 1985; Gurling et al. 1986; Ron 1987) wurde die CT-Dichte jeweils bilateral im frontalen Marklager, Nucleus caudatus und dorsomedialen Kerngebiet des Thalamus bestimmt. Erstmals bezogen wir den ventralen Kernbereich des Thalamus und als Kontrolle die Capsula interna in die Dichtemessungen mit ein.

Frontales Marklager: Aufgrund neuropathologischer (Courville 1955; Harper et al. 1987), pneumenzephalographischer (Brewer u. Perrett 1971), computertomographischer (Goetze et al. 1978; Ron 1977) und Blutflußuntersuchungen (Berglund et al. 1987; Dally et al. 1988) gilt die Beteiligung des Frontalhirns am atrophisierenden Prozeß beim Alkoholiker als gesichert. Harper et al. (1987) fand eine um 22 % geminderte Anzahl von Nervenzellen im frontalen Kortex, während die Zelldichte im parietalen Kortex verglichen mit Kontrollen unauffällig war. Auch die weiße Substanz nimmt an den Schrumpfungsvorgängen teil (Harper u. Kril 1988). Nach einer CT-Untersuchung an 240 Alkoholikern (Cala u. Mastaglia 1981) beginnt der diffuse Prozeß in den Frontallappen mit Erweiterung der Sulci, des Interhemisphärenspaltes und der Frontalhörner und dehnt sich dann auf temporoparietale und zuletzt auf okzipitale Regionen aus. Die Beeinträchtigungen kognitiver Leistungen, wie konzeptuelles und abstraktes Denken (Acker et al. 1984), können ebenfalls als Indizien für eine Beteiligung des Frontalhirns aufgefaßt werden.

Die Bestimmung der CT-Dichte im *frontalen Kortex* wäre aus den genannten Gründen ebenso interessant. Anatomische (ausgeprägte Partialvolumeneffekte) und methodische (Strahlenaufhärtung durch Kalottennähe - s. unten) Gegebenheiten machen eine valide und reliable Bestimmung jedoch unmöglich.

Messungen im Bereich des *dorsomedialen Kerns des Thalamus* wurden wegen der bekannten Projektionen zum orbitofrontalen und präfrontalen Kortex (Grünthal 1950; Heimann 1963) durchgeführt. Das Kerngebiet erhält Afferenzen aus dem Corpus amygdaloideum. Schädigungen des Thalamus wurden schon früh mit Störungen der Wahrnehmung und des Denkens in Verbindung gebracht (Schuster 1936). Grünthal (1942) führte in diesem Zusammenhang den Begriff "thalamische Demenz" ein. Stern (1939) beschrieb einen Patienten mit bilateraler symmetrischer Thalamusdegeneration, der klinisch durch massive Gedächtniseinbußen, Verschlechterung der Orientierung und Aufmerksamkeit mit Perseverationen, Konfabulationen, Apathie und Manirismus imponierte.

In neuerer Zeit wurden Läsionen des dorsomedialen Thalamuskerns beschrieben, wobei häufig -jedoch nicht immer- Gedächtnisstörungen auftraten (Choi et al. 1983; Rossitch et al. 1988; v. Cramon et al. 1985; Kritchevsky et al. 1987). Victor et al. (1971) vermuteten, daß bei Patienten mit alkoholbedingtem Wernicke-Korsakow-Syndrom bilaterale Schäden der dorsomedialen Thalamuskerne für die Amnesie verantwortlich sind. Vor diesem Hintergrund führten Gebhardt et al. (1984) ihre Korrelationsberechnungen zwischen Thalamusdichte und Gedächtnisstörungen durch.

Der *ventrale Thalamus (N. anterior th.)* ist in den Papez-Regelkreis (Papez 1937) einbezogen. Dieser verbindet Hippocampus, Fornix und Corpus mamillare miteinander. Die Projektionen verlaufen über den Tractus mamillothalamicus zum Nucleus anterior des Thalamus, werden hier umgeschaltet und über die Radiatio thalamocingularis zum Gyrus cinguli weitergeleitet. Von hier gelangen sie über das Cingulum zurück zum Hippocampus. Lern- und Gedächtnisstörungen wurden bei Läsionen der Corpora mamillaria, bzw. des Tractus mamillothalamicus (Greene u. Naranjo 1986, Tiermodell; Gentilini et al. 1987) und im Bereich des Gyrus cinguli (Cramon et al. 1985) berichtet. Cramon u. Eilert (1979) und Akiguchi et al. (1987) beschrieben ein amnestisches Syndrom nach lokaler Schädigung des anteriomedialen Thalamus. Da mit dem anterioren Thalamus ein Teil des Papez-Schaltkreises der CT-Dichtebestimmung zugänglich ist, bezogen wir ihn erstmals in die Auswertung ein.

Der *Nucleus caudatus* wurde ursprünglich zu Kontrollzwecken gemessen (Jacobson et al. 1985; Gurling et al. 1986). Da sich in beiden Arbeiten Dichteanstiege zeigten, erschien die Messung der *Capsula interna* als zusätzliche Kontrolle sinnvoll.

4.2.1.2 Berücksichtigung von Fehlerquellen
Bei der Messung der CT-Dichtewerte muß an die Möglichkeit störender Effekte bezüglich der Meßgenauigkeit gedacht werden (Williams et al. 1980; Jacobson et al. 1985; Petersen et al. 1988).

Hierzu werden gezählt:
- Partialvolumeneffekte, d.h. ein Überlappen verschiedener Strukturen, (z.B. Liquor und Hirngewebe) im gleichen Meßareal,
- Aufhärtungseffekte, d.h. Dichteveränderungen im kalottennahen Bereich,
- Artefakte,
- Kalibrierungsfehler,
- Schwankungen in der Leistung der Röntgenröhre ("Scannerdrift" und "Scannerinstabilität").

Wichtig für Verlaufsuchungen sind "Scannerdrift" und "Scannerinstabilität", d.h. generelle Verschiebungen bzw. Schwankungen des Meßniveaus durch Veränderungen am Gerät. Jacobson et al. (1985) konnten die Bedeutung des Aufhärtungseffektes beim interindividuellen Vergleich zeigen. Unterschiedliche Schädelgröße und Schädeldicke, aber auch Asymmetrien des Schädels führten zu Ungenauigkeiten bei randnahen Messungen und beim Seitenvergleich. Um diese Störfaktor auszuschließen, empfiehlt er, möglichst nur intraindividuelle Vergleiche durchzuführen.

Ähnliche Störeffekte konnten Schmitt u. Voigt (1983) in einer Studie nachweisen. "Es kommt durch den Aufhärtungseffekt innerhalb einer ringförmigen sehr dichten Formation zu einer deutlichen Anhebung der Hounsfield-Zahlen, der Effekt schwächt sich zum Zentrum hin rasch ab." Er hält deswegen zur Vermeidung der "Pseudodichteanhebung" die Einhaltung eines entsprechenden Meßabstandes zur Kalotte für notwendig. Beim Seitenvergleich müssen identische Meßregionen und Abstände eingehalten werden.

4.2.1.3 Durchführung und Auswertung der Dichtemessungen

Um die genannten Störeffekte zu minimieren bzw. auszuschließen, führten wir eine intraindividuelle Verlaufsuntersuchung durch, d.h. jede Versuchsperson wurde als ihre eigene Kontrolle verwendet. Eine weitere Einschränkung von Meßfehlern wurde durch die genaue Festlegung von Ort und Größe der Meßareale erreicht. Zur Vermeidung von "Scannerdrift" und "Scannerinstabilität" wurden vor den Messungen Kalibrierungen und Phantommessungen durchgeführt. Nachdem sich gezeigt hatte, daß die Kalibrierung mit den ausgegebenen Meßwerten durchgehend eine zuverlässige Vergleichbarkeit der Untersuchungsergebnisse am Wasserphantom gewährleistete, wurde in der zweiten Studienhälfte auf Phantommessungen verzichtet.

Teilvolumeneffekte wurden durch die Berücksichtigung der Standardabweichung jeder einzelnen Messung weitestgehend ausgeschaltet: Bei Standardabweichungen über 5 Hounsfield-Einheiten wurde die Messung nicht gewertet, sondern im unmittelbar angrenzenden Gebiet wiederholt.

Die Bildauswertung erfolgte mittels digitaler Bestimmung der CT-Dichtewerte an der Auswerteeinheit "Evaluscop" des Gerätes. Nach visueller Auswahl der entsprechenden Schichten auf Höhe des Nucleus caudatus und des Thalamus wurden die Dichtewerte des Thalamus, des Nucleus caudatus, der Capsula interna, des frontalen Marklagers und der grauen Substanz im Frontalhirn in Hounsfield-Einheiten (HE) samt Standardabweichung berechnet. Die Festlegung der auszumessenden Areale (in Form kreisrunder "regions of interest", ROI) erfolgte über eine Widerstandsmatrix mit Griffel. Zuvor wurde die einheitliche Größe für jedes Meßareal anhand der Anzahl der Bildpunkte (Pixel) festgelegt: dorsomedialer Thalamus 561 Pixel, dorsomedialer Thalamus 217 Pixel, ventraler Thalamus 217 Pixel, Nucleus caudatus 281 Pixel, Capsula interna 281 Pixel, frontales Marklager 561 Pixel und graue Substanz 217 Pixel (Mundle 1990).

Die *Interraterreliabilität* der Messungen (Ra nach Asendorpf u. Walbbott 1979) lag zwischen 0,87 (dorsomedialer Thalamus links) und 0,97 (ventraler Thalamus rechts).

4.2.2 Methodik der magnetresonanztomographischen Untersuchungen

Die Patienten wurden an einem 1,5-Tesla-Magnetom untersucht. Ähnlich wie in der CT-Volumetrie wurde der gesamte Schädel in 8 mm dicken Schichten lückenlos dargestellt. Die Schichtführung wurde in einer sagittalen Orientierungsschicht dokumentiert, was eine identische Schnittführung bei der Zweituntersuchung erlaubte. Aufgrund der gewählten Aufnahmeparameter (Spinechosequenz, Repetitionszeit 3,4s; Echozeit 120ms) wies das Liquorkompartiment hohe Signalintensitäten auf, wodurch der Kontrast Liquor - Hirnparenchym angehoben und eine günstige Voraussetzung zur Volumetrie geschaffen wurde. Mit einem speziellen Auswerteprogramm wurden alle Bildpunkte (Pixel) von Liquorintensität identifiziert und Schicht für Schicht aufsummiert (Nägele 1989).[3] Die T2-Relaxationszeiten wurden mittels einer CPMG-Sequenz mit 16 Echos ermittelt, was sich als valides Verfahren bewährt hat (Schroth et al. 1988). Sie wurden für das frontale und parietale Marklager und den Thalamus bestimmt.

---

[3] Herr Thomas Nägele, Doktorand der Abteilung für Neuroradiologie, wurde für diesen Teil des Projekts mit dem Attemptopreis der Universität Tübingen ausgezeichnet.

4.2.3 Diskussion der Methoden

4.2.3.1 CT-Volumetrie im Zeitverlauf

Die Markierung der einzelnen CT-Schichten in einem digitalen Radiogramm gewährleistete eine standardisierte und identische Schichtführung in der Wiederholungsuntersuchung. Nicht berücksichtigt werden konnten geringe Schichtüberlagerungen der jeweils 4 bzw. 8 mm dicken CT-Schichten. Die jeweilige Neigung der Aufnahmeeinheit in bezug auf die Patientenliege war vorgegeben. Sie konnte nur in Einzelfällen nicht eingehalten werden, so daß die sich daraus bemessende jeweilige Schichtüberlappung z. T. unterschiedlich war. Schwankungen der Röhrenleistung (Scannershift), z.B. durch Abnutzung, erwiesen sich bei Messungen eines Wasserphantoms als gering und wurden nicht berücksichtigt. Vor jeder Untersuchung der Patienten wurden Kalibrierungen zur Reduktion von Ringartefakten durchgeführt.

Somit war das eigene Vorgehen mit den volumetrischen Studien von Pfefferbaum et al. (1988) und Hecht et al. (1990) gut vergleichbar.

4.2.3.2 CT-Dichtemessungen im Zeitverlauf

Die zuvor gemachten Angaben bezüglich der Liquorvolumetrie gelten in gleichem Maße auch für die Densitometrie. Der "Scannerdrift" war vernachlässigbar, wie auch die Messungen am Wasserphantom zeigten. Die Tatsache, daß sich die Untergruppe der Abstinenten den Hypothesen entsprechend anders verhielt als die der Nichtabstinenten, spricht ebenfalls gegen einen bedeutsamen Einfluß des Scannerdrift.

4.2.3.3 Magnetresonanztomographie im Zeitverlauf

Ein wesentlicher Vorteil der MRT gegenüber dem CT liegt im Fehlen von Knochenartefakten. Durch geeignete Auswahl der Bildparameter (starke T2-Betonung) kann eine gute Differenzierung zwischen Hirnparenchym und Liquorräumen erzielt werden. Beide Gründe machen die MRT besonders geeignet für die intrakranielle Liquorvolumetrie, wie sie erstmals bei Alkoholikern durchgeführt wurde.

Die Bestimmung der T1-Zeiten ist wegen mangelnder Validität und Reliabilität allerdings umstritten (Zipursky et al. 1989). In der vorliegenden Untersuchung wurden T2-Zeiten aus 16 Echos einer CPMG-Sequenz berechnet. Dieses Verfahren hat sich als valides Instrument erwiesen, um T2-Werte zu messen und damit auch geringe Wasserverschiebungen - z.B. bei perifokalen Ödemen, die im CT nicht sichtbar waren - zu erfassen (Schroth et al. 1987).

4.3 Ergebnisse der Verlaufsuntersuchungen

4.3.1 CT-Volumetrie

Eine zweifaktorielle Varianzanalyse mit den Faktoren Abstinenzdauer vor der Aufnahme (Medianteilung) und Zeit bei Meßwiederholung über dem zweiten Faktor ergab für die äußeren Liquorräume signifikante Unterschiede für die Faktoren Abstinenzdauer ($F=13,2$; $p=0,0007$) und Zeit ($F=5,7$; $p=0,02$). Die Wechselwirkung Abstinenzdauer · Zeit lag knapp über dem Signifikanzniveau von 5% ($F=3,3$: $p=0,07$).

Bei den inneren Liquorräumen fand sich ein signifikanter Effekt für die Zeit ($F=17,9$; $p=0,0001$) und die Wechselwirkung Abstinenzdauer· Zeit ($F=4,84$; $p=0,03$), nicht jedoch für die Abstinenzdauer ($F=2,96$; $p=0,09$).

Die Veränderungen der Liquorvolumina bei den Patienten und der Vergleich mit den Kontrollen (t-Tests für abhängige bzw. unabhängige Stichproben) sind in Tabelle 5 dargestellt (s. auch Abb. 2 in 3.3.1).

Tabelle 5. Äußere und innere Liquorvolumina der Patienten und Kontrollen

		Patienten (n=49)		Kontrollen (n=49)	Patienten vs. Kontrollen		Patienten
		U1	U2		U1	U2	U1 vs. U2
Äußere Liquorräume	AM	42,1	38,5	29,3	t=3,93 p=0,0002	t=3,31 p=0,001	t=2,44 p=0,02
	SD	18,9	14,8	11,4			
Innere Liquorräume	AM	17,1	15,1	13,0	t=2,11 p=0,04	t=1,12 p=0,26	t=4,20 p=0,0001
	SD	11,5	10,9	7,0			
					t-Test: unabhängige Stichproben		T-Test: abhängige Stichproben

Zum zweiten Untersuchungszeitpunkt (U2) fanden sich hochsignifikante Korrelationen zwischen Alter und Liquorräumen (ALV: $r=0,49$; $p=0,0004$; ILV: $r=0,43$; $p=0,002$). Nach Auspartialisierung des Alters wiesen keine der wie oben (ALV und ILV zu Trinkanamese und Laborwerten, s. 3.2.2 und 3.2.3) berechneten Korrelationen signifikante Ergebnisse auf.

4.3.2 Veränderungen der CT-Dichte

Übereinstimmend mit Jacobson et al. (1985) erschien nur die Bestimmung des intraindividuellen Verlaufs von Veränderungen der CT-Dichte sinnvoll (s. oben). Auf einen Vergleich der Dichtewerte von Patienten und Kontrollen wurde verzichtet.

Mittels dreifaktorieller Varianzanalyse mit Meßwiederholung auf 2 Faktoren (Seite und Zeit) wurden die Unterschiede zwischen U1 und U2, unterschiedliche Abstinenzdauer und beide Hemisphären für jedes Meßareal getrennt berechnet.

Abgesehen vom ventralen Thalamus fanden sich in allen Meßarealen der linken Hemisphäre signifikant höhere Dichtewerte. Dies entspricht den physiologischen Bedingungen bei Rechtshändern. Die 3 Linkshänder (Oldfield 1971) der Stichprobe wurden vernachlässigt.

Ein signifikanter Zeiteffekt fand sich auschließlich für den dorsomedialen Thalamus. Die Capsula interna und der Nucleus caudatus zeigten einen signifikanten Effekt der Abstinenzdauer.

Tabelle 6. CT-Dichtemessungen (Hounsfield-Einheiten) bei 49 Alkoholabhängigen vor (U1) und nach Behandlung (U2)[a]

	U1				U2			
	rechts		links		rechts		links	
	AM	SD	AM	SD	AM	SD	AM	SD
Marklager frontal	28,49	1,4	28,89	1,5	28,73	1,5	28,99	1,5
Nucleus caudatus	34,00	1,5	34,23	1,5	34,08	1,4	34,35	1,5
Capsula interna	26,71	1,2	27,02	1,4	26,91	1,2	27,01	1,3
Thalamus dorsomedial	32,88	1,4	33,03	1,5	33,66	1,3	33,83	1,1
Thalamus ventral	32,11	1,6	32,01	1,6	32,11	1,4	32,38	1,5

[a] Der ventrale Thalamus wurde bei n=39 (U1) bzw. n=42 (U2) gemessen.

Die CT-Dichtewerte der Patienten korrelierten weder zum ersten noch zum zweiten Untersuchungszeitpunkt signifikant mit Alter, Trinkanamnese, Anzahl der Abstinenztage vor Aufnahme und MCV. Zwischen GGT und Dichtewerten des frontalen Marklagers, der Capsula interna und des N. caudatus fanden sich einzelne signifikante Korrelationen zu U1 (z.B. Nucleus caudatus rechts: r=-0,29; p=0,04). Sie waren zu U2 nicht mehr nachweisbar. Innere Liquorräume und Thalamusdichte korrelierten nicht signifikant miteinander.

Bei den Kontrollpersonen fanden sich keine signifikanten Korrelationen zwischen den genannten Variablen.

Tabelle 7. Dreifaktorielle Varianzanalysen der CT-Dichtwerte

	Ventraler Thalamus		Dorsomedialer Thalamus		Nucleus caudatus		Capsula interna		Frontales Marklager	
	F (dF = 1,33)	p	F (dF = 1,47)	p	F (dF = 1,47)	p	F (dF = 1,47)	p	F (dF = 1,47)	p
Seite	0,37	n.s.	3,85	0,05	7,64	0,008	4,55	0,04	26,64	0,0001
Abstinenz	0,01	n.s.	0,00	n.s.	4,64	0,04	3,96	0,05	2,22	n.s.
Seite * Abstinenz	0,90	n.s.	0,50	n.s.	5,02	0,03	0,15	n.s.	0,13	n.s.
Zeit	0,22	n.s.	11,74	0,001	0,13	n.s.	0,12	n.s.	0,43	n.s.
Zeit * Seite	0,89	n.s.	0,02	n.s.	0,06	n.s.	1,28	n.s.	1,11	n.s.
Zeit * Abstinenz	1,01	n.s.	0,06	n.s.	0,71	n.s.	2,76	n.s.	0,40	n.s.
Zeit * Seite * Abstinenz	0,19	n.s.	0,08	n.s.	0,29	n.s.	1,62	n.s.	1,65	n.s.

4.3.3 MRT - Liquorvolumina und Relaxationszeiten

Zur Untersuchung wurden 9 Patienten ausgewählt, die bis zur stationären Aufnahme getrunken hatten. Es zeigte sich im Verlauf der 5wöchigen, kontrollierten Abstinenz eine hochsignifikante Abnahme der inneren ($t=-3,4$ $p<0,01$) und äußeren ($t=-3,88$ $p<0,01$) Liquorräume (s. Abb. 3). Die T2-Relaxationszeiten im Marklager und Thalamus veränderten sich dagegen nicht signifikant (Nägele 1989).

Tabelle 8. MR-Volumetrie und T2 Messungen (t-Tests für abhängige Stichproben)

	ALV (Anzahl der Volumeneinheiten)		ILV		T2-Werte (ms)	
	AM	SD	AM	SD	AM	SD
U1	20214	3830	2572	349	80,1	2,3
U2	15437	3205	2229	223	80,6	2,9
t-Wert	-3,88		-3,4		0,51	
p	0,005		0,009		0,62	

4.4 Diskussion der Ergebnisse

4.4.1 CT-Volumetrie

Die Rückbildung der Hirnatrophie bei Alkoholabhängigen konnte in einer kontrollierten, liquorvolumetrischen Verlaufsstudie sowohl für die ALV wie für die ILV nachgewiesen werden. Bei Gesunden kommen spontane Volumenschwankungen in diesem Ausmaß nicht vor, wie in einer MRT-Studie gezeigt werden konnte (Grant et al. 1988). Ob es im weiteren Verlauf zu einer vollständigen Rückbildung kommt, ist noch nicht völlig geklärt. In Einklang mit Lishman et al. (1987) und Muuronen et al. (1989) sprechen unsere Ergebnisse eher für persistierende Residuen. Möglicherweise betrifft dies v. a. die Erweiterung der inneren Liquorräume, während sich die kortikalen Sulci besser erholen.

4.4.2 Densitometrie

Im Gegensatz zur indirekten Beurteilung von Hirnparenchym durch Messung von Liquorräumen bezieht sich die Bestimmung der CT-Dichte direkt auf das Hirngewebe. Läßt man die ersten Studien (s. 4.1.2.2) aus methodischen Gründen (z.B. globale Dichtebestimmung für eine ganze CT-Schicht bei Carlen et al. 1986) und wegen der z.T. geringen Fallzahl unberücksichtigt, sind die Ergebnisse von 3 zum Teil mehrfach publizierten Studien zu diskutieren. Verlaufsstudien finden sich nicht darunter.

Jacobson et al. (1985) errechneten eine positive Korrelation von Dichtewerten und Abstinenzdauer, was durch unsere Ergebnisse nicht bestätigt wird. Auch Gurling et al. (1986) fanden keine entsprechenden Korrelationen, allerdings untersuchten sie nur relativ wenige Patienten. Im übrigen ist ihre Untersuchung nicht mit den anderen vergleichbar, da ihre Patienten schon längere Zeit abstinent lebten. In der dritten Studie (Gebhardt et al. 1984) werden keine Korrelationen zur Abstinenzdauer angegeben.

Die Vermutungen von Cala et al. (1983) und Carlen et al. (1986), wonach die CT-Dichte unter Abstinenzbedingungen in verschiedenen Hirnarealen ansteigt, konnte in unserer Verlaufsstudie für den dorsomedialen Thalamusbereich bestätigt werden. Die anderen Hirnregionen zeigten einen leichten, jedoch nicht signifikanten Zeiteffekt.

Somit ist aufgrund des gezeigten Dichteanstiegs im dorsomedialen Thalamus zu diskutieren, ob es beim chronischen Alkoholiker neben den bekannten diffusen Hirnschäden auch zu lokalisierten Veränderungen kommt. Der dorsomediale Thalamuskern mit den bekannten Projektionen zum frontalen Kortex (Grünthal 1960; Heimann 1963), der beim Alkoholiker ebenfalls geschädigt ist, könnte in erster Linie hierfür in Frage kommen (s. auch Gebhardt et al. 1984).

Die pathophysiologische Basis der veränderten Dichtewerte bei Alkoholikern ist noch unklar. Möglicherweise spielen Veränderungen der Lipidkonzentration eine Rolle, wie sie für die weiße Substanz beschrieben wurden (Lesch et al. 1972). Daneben ist der Wassergehalt des Gewebes von Bedeutung. Ein Dichteanstieg ist Ausdruck eines verminderten Wassergehaltes (Mellanby u. Reveley 1982; Cascino et al. 1983; Albright u. Latchaw 1985). Somit sprechen unsere Resultate gegen eine vermehrte Wassereinlagerung unter Abstinenzbedingungen. Die Rehydratationshypothese muß zurückgewiesen werden.

4.4.3 Magnetresonanztomographie

Bisher bestimmten 2 Arbeitsgruppen (Besson et al. 1981; Smith et al. 1985, 1988; bzw. Mander et al. 1989) die Relaxationszeiten T1 bei Alkoholikern. Auf die mangelnde Validität und Reliabilität in der Bestimmung der T1-Zeiten wurde bereits hingewiesen. Sie veranlaßte Zipursky et al. (1989) zu einer Kritik der oben genannten Ergebnisse. Der in unserer Studie geführte Nachweis einer Atrophierückbildung ohne gleichzeitigen Anstieg der T2-Zeiten spricht ebenfalls gegen die Annahme einer unter Abstinenzbedingungen vermehrten Wassereinlagerung ins Gewebe ("Rehydratationshypothese").

Eine zusammenfassende Diskussion der Implikationen der hirnmorphologischen Ergebnisse für die pathogenetischen Hypothesen findet sich in Kap. 8.

5 Untersuchungen von Gehirnfunktionen

5.1 Stand der Forschung

5.1.1 Psychopathologische Syndrome

Art und Ausmaß der Beeinträchtigungen psychischer Funktionen durch chronischen Alkoholkonsum werden seit mehr als 100 Jahren in der Psychiatrie diskutiert. Klinisch psychopathologisch wurden verschiedene Syndrome beschrieben, deren Quantifizierung und Ausdifferenzierung zu einer wichtigen Aufgabe standardisierter testpsychologischer Methoden wurde.

Psychopathologisch können Störungen der Intelligenz und des Gedächtnisses auftreten. Dieses "*organische Achsensyndrom*" ist nach Berner (1977) neben der Merkfähigkeitsstörung gekennzeichnet durch Denkstörungen im Sinne einer "Herabsetzung der Begriffs- und Vorstellungsschärfe, des Abstraktionsvermögens und des Kausalitätsdenkens. Ihre unmittelbare Folge ist eine Auffassungsstörung... Diese obligatorischen Symptome beeinträchtigen auch die Kritik, die Phantasietätigkeit und die Fähigkeit, Konzepte zu wechseln (rigides Denken). Sie sind bei primär kortikalen Läsionen besonders stark ausgeprägt. In den sprachlichen Äußerungen wirken sich die geschilderten Beeinträchtigungen meist als Umständlichkeit und Perseverationstendenz aus" (Berner 1977).

Bei weiter fortgeschrittenen Schädigungen treten zu den zitierten Störungen der Noopsyche solche der Thymopsyche (Antriebsminderung und Verlangsamung, Affektlabilität, depressive, euphorische oder dysphorische Stimmung) im Sinne eines organischen Psychosyndroms nach Bleuler (1916) hinzu.

Die *alkoholische Demenz* zeigt die beschriebenen noopsychischen Störungen in besonders starker Ausprägung, wobei der intellektuelle Abbau mit kritiklosem, urteilsschwachem Denken im Vordergrund steht (Bleuler 1916). Hinzu kommen deutliche Persönlichkeitsveränderungen mit emotionaler Abstumpfung, Affektlabilität und euphorischer Gleichgültigkeit (Heimann u. Naumann 1981).

Das *Korsakow-Syndrom* ist gekennzeichnet durch eine ausgeprägte Hirnleistungsschwäche mit Konfabulationen und Störungen der Merkfähigkeit, der zeitlichen und örtlichen Orientierung (Bleuler 1916; Heimann u. Naumann 1981). Daneben sind häufig eine euphorische Grundgestimmtheit, eine Antriebssteigerung und rigides Denken zu beobachten (Berner 1977).

5.1.2 Neuropsychologie der kognitiven Leistungen

Alkoholiker weisen je nach Untersuchungsinstrumentarium und Stichprobe in 30 bis 95% der Fälle kognitive Defizite auf (Kleinknecht u. Goldstein 1972; Carlsson et al. 1973; Tarter 1973; Cutting 1978; Eckhardt u. Martin 1986; Butters et al. 1987; Parsons 1987 a; Böning u. Milech 1987; Ellis u. Oscar-Berman 1989). Hinsichtlich der kognitiven Beeinträchtigungen müssen Kovariablen wie Alter und körperliche Begleiterkrankungen mitberücksichtigt werden (Goldstein 1987). Nur wenige Studien ergaben keine Unterschiede zwischen Alkoholikern und Kontrollen. So fanden Bryan et al. (1985) bei 23 Alkoholpatienten normale Testleistungen im HAWIE (Deutsche Adaptation der WAIS, s. unten), Card sorting-Test, Paarassoziationslernen und in der Wechsler Memory Scale.

In der Regel sind folgende Leistungbereiche betroffen: Abstraktionsvermögen, visuelle und räumliche Orientierung, psychomotorische Geschwindigkeit, verbales und räumliches Gedächtnis und Problemlösen (Parsons 1987 a). Acker et al. (1984) fanden bei Alkoholikern schlechtere Werte im Benton-Test, Trail Making Test A und B, im sofortigen und verzögerten Wiedergeben einer Geschichte, im Zahlensymbol- und Mosaiktest aus der Wechsler Adult Intelligence Scale (WAIS; Wechsler 1944) und im New Adult Reading Test (NART; Nelson et al. 1982), der die prämorbide Intelligenz mißt. Während allgemeine Tests zur Bestimmung der Intelligenz (z.B. die WAIS) nicht immer zwischen Alkoholikern und Kontrollen unterscheiden, ist dies bei schwierigeren Aufgaben in der Regel der Fall (Ryan u. Butters 1980; Parsons u. Leber 1981). Weiter wurden auch Defizite in den Wahrnehmungs- und Aufmerksamkeitsleistungen nachgewiesen. Demel u. Kryspin-Exner (1975) konnten mit Hilfe des Aufmerksamkeitsbelastungstests d-2 (Brickenkamp 1962) zeigen, daß Patienten sowohl hinsichtlich der Gesamtleistung, als auch in bezug auf die fehlerkorrigierten Werte signifikant schlechtere Ergebnisse erbrachten.

Ryback formulierte 1971 die "Kontinuitätshypothese". Danach werden kognitive Defizite bei "schweren sozialen Trinkern", Alkoholabhängigen, bis hin zu Alkoholikern mit Korsakow-Syndrom beobachtet. Trinkdauer, Quantität und Häufigkeit des Trinkens sollen das Ausmaß der kognitiven Beeinträchtigung bestimmen. Hierfür sprechen Befunde, wonach die psychischen Leistungen auch bei sozialen Trinkern reduziert sind (Parker u. Noble 1977; Gurling et al. 1991). Nach Butters et al. (1987) besteht Übereinstimmung darin, daß visuell-perzeptive Defizite und Problemlösungsschwierigkeiten in unterschiedlichem Ausmaß sowohl bei Korsakow-Patienten als auch bei chronischen Alkoholikern ohne Korsakow-Syndrom beobachtet werden. Eine Dosisabhängigkeit der kognitiven Einbußen konnte in einer kontrollierten Studie allerdings nicht nachgewiesen werden (Emmerson et al. 1988). Auch die Dauer der Abhängigkeit korreliert in der Mehrzahl der Studien nicht mit dem Ausmaß kognitiver und psychomotorischer Defizite (Parsons 1987 b).

Gedächtnisstörungen bei Alkoholabhängigen wurden in der Mehrzahl der Studien beschrieben (Kessler et al. 1987; John et al. 1992), allerdings zeigte sich eine starke Abhängigkeit vom angebotenen Testmaterial (Parsons 1977; Becker et al. 1983). Mit einer eigens zum Vergleich von Langzeitalkoholikern und Korsakow-Patienten entwickelten Testbatterie konnte Ryan et al. (1980) signifikante Lern- und Gedächtnisdefizite beider Gruppen im Vergleich zu Kontrollen nachweisen, wobei die Ergebnisse der Korsakow-Patienten der Erwartung entsprechend am schlechtesten waren.

Verschiedene Autoren untersuchten gezielt *Subgruppen* von Abhängigen. Dabei zeigte sich, daß alkoholabhängige Frauen offenbar das gleiche Schädigungsmuster wie Männer aufweisen. Allerdings könnte der pathologische Prozeß bei ihnen wesentlich rasanter verlaufen (Acker et al. 1984). Ob eine familiäre Belastung mit Alkoholismus zu ausgeprägteren kognitiven Defiziten führt, wurde von Goodwin (1983) und Schaeffer et al. (1984) bejaht, während es von Hesselbrock (1983) und Schafer et al. (1991) nicht bestätigt werden konnte. Gurling et al. (1991) untersuchten 25 Paare monozygoter Zwillinge, die für Alkoholabhängigkeit bzw. massiven Alkoholkonsum diskordant waren. Beide Gruppen unterschieden sich nicht hinsichtlich Umweltfaktoren und prämorbider Fähigkeiten (Geburtsreihenfolge, perinatale Traumata, Geburtsgewicht, Kinderkrankheiten, Schulbildung, ...). Es fanden sich neuropsychologische Leistungsdefizite bei den alkoholabhängigen Zwillingen, die somit als Folge der Neurotoxizität des Alkohols erworben worden sein müssen.

5.2 Methodik der neuropsychologischen Untersuchungen

5.2.1 Eigene Untersuchungen

5.2.1.1 Verwendete Testverfahren
Folgende Bereiche psychologischer Leistungen sollten durch die ausgewählten Testverfahren sensibel und reliabel erfaßt werden: Intelligenz, visuomotorische Koordination, Konzentration, Gedächtnis und kognitive Flexibilität (Wegner 1990). Eine Übersicht findet sich in Tabelle 9.

a) Intelligenz:
- *Mehrfachwahl-Wortschatz-Test* (MWT-B) nach Lehrl (1977).
- *Leistungsprüfsystem (LPS)* nach Horn (1962) mit drei verbalen (Allgemeinwissen, verbales Gestalterkennen, Integrationsfähigkeit von Wahrnehmungen) und 3 nichtverbalen Untertests (Regelerkennen, räumliches Vorstellungsvermögen, nonverbales Gestalterkennen).

Tabelle 9. Neuropsychologische Testbatterie

Testbezeichnung		Kurze Charakterisierung
Leistungsprüfsystem (LPS):		Primärfunktionen der Intelligenz (Sturm u. Willmes 1983; Horn 1983)
	LPS-U2	verbales Allgemeinwissen
	LPS-U4	Regelerkennen (nonverbal)
	LPS-U5	verbales Gestalterkennen
	LPS-U9	räumliches Vorstellungsvermögen
	LPS-U10	erschwertes nonverbales Gestalterkennen
	LPS-U12	Wahrnehmungs- Integrationsfähigkeit (verbal)
Motorische Leistungsserie (MLS):		Visuomotorische Koordination (Schoppe u. Hamster 1980)
Steadiness-Fehlerzahl:	MLS-STF	
Steadiness-Fehlerdauer:	MLS-STFD	Arm-Hand-Versuch, Tremor,
Liniennachfahren-Fehler:	MLS-LIF	Präzision (und Geschwindigkeit) von Arm-Hand-Bewegungen
Liniennachfahren-Fehlerdauer:	MLS-LIFD	
Revisionstest (REV):		Konzentrationsleistung, "Speed Test" (Hamster 1980)
Anzahl	(REV-GESW)	Geschwindigkeitsleistung
Fehler	(REV-FEHL)	
Benton Test (BEN):		(Benton 1972)
Richtige	(BEN-R)	visuelles Gestalterfassen und visuelle Merkfähigkeit
Falsche	(BEN-F)	visuomotorische Fähigkeit
Trailmaking Test (TRA):		Orientierungstest (Army Individual Test Battery 1944)
Form B	(TRA-B)	visuelle Orientierung und kognitive Flexibilität
15-Wörterliste (W15):		Verbale Gedächtnisspanne (Auditory-Verbal Learning Test (AVLT) REY 1964; Taylor 1959)

Tabelle 9. Fortsetzung

Testbezeichnung	Kurze Charakterisierung
Wegner-Linien-Test (WLT):	(Wegner 1990)
Durchgang 1 (WLT D1)	visuelles Gestalterkennen und Reproduzieren
Durchgang 2 (WLT D2)	visuelles Gestalterkennen und "Dazulernen"
Geschichte erzählen (TEX):	Verbales Gedächtnis (aus Wechsler-Memory-Scale 1945)
Durchgang 1 (TEX 1P)	verbales "Kurzzeit"-Gedächtnis (sofort)
Durchgang 2 (TEXD1p)	verbales "Langzeit"-Gedächtnis (nach 90 Minuten)
Category-Test (CAT-F):	Abstraktionsvermögen, Regelerkennen (visuell) (Halstead 1947; DeFilippis und Campell 1979)
Mehrfachwahl-Wortschatz-Test (MWT-B):	Intelligenzniveau (verbal) (Lehrl 1977)

b) Visuomotorische Koordination:
- *Motorische Leistungsserie* (Hamster 1980) zur Messung der Feinmotorik. Mit den Untertests Steadiness und Liniennachfahren (jeweils mit Fehlerzahl und Fehlerdauer) können die von Fleishman (1954) beschriebenen Dimensionen psychomotorischer Fähigkeiten erfaßt werden (Arm-Hand-Unruhe, Tremor). Außerdem werden Präzision und Geschwindigkeit gemessen.

c) Konzentration:
- *Revisionstest* nach Marschner, Ständer und Hamster (1980). Der Proband muß vorliegende Additions- und Subtraktionsaufgaben auf ihre Richtigkeit überprüfen. Dabei werden Geschwindigkeit und Genauigkeit erfasst.

d) Gedächtnis:
- *Benton-Test* (Benton 1972). Er mißt visuelles Gestalterfassen, visuelle Merkfähigkeit und visuomotorische Koordination.
- *Text.* Nach Verlesung soll eine Geschichte sofort und, ohne Vorankündigung, nochmals nach 1,5h wiedergegeben werden (zu dieser aus der Wechsler-Memory-Scale (Wechsler 1945) stammenden Geschichte wurde von C. Wegner und S. Taubert eine Parallelform für die Zweituntersuchung entwickelt).
- *15-Wörter-Liste* (Rey 1964). Sie mißt die verbale Gedächtnisspanne. 15 unzusammenhängende, sinnvolle Wörter sollen nach Verlesung wiedergegeben werden.

- *Wegner-Linien-Test* (Wegner 1990). Eine komplexe Verbindungslinie zwischen verschiedenen Punkten muß erlernt und unmittelbar, sowie nach nochmaliger Ansicht nachgezeichnet werden. Der Test mißt im ersten Durchgang visuelles Gestalterkennen und Reproduzieren, im zweiten Durchgang das "Hinzulernen" beim visuellen Gestalterkennen. (Er wurde von C. Wegner in Zusammenarbeit mit S. Taubert entwickelt.)

e) Kognitive Flexibilität:
- *Leistungsprüfsystem* (Horn 1962, s. oben).
- *Trail Making Test B* (Reitan 1985). Aufsteigende Zahlen und Buchstaben sollen verbunden werden. Es werden kognitive Flexibilität und visuelle Orientierung gemessen.
- *Category Test* (Halstead 1947). Er erfaßt Abstraktionsvermögen und Regelerkennen im abstrakten Bereich. Es werden Symbole vorgelegt, deren Zusammenhänge erkannt werden müssen.

5.2.1.2 Statistische Auswertung

Folgende Rechenverfahren wurden für die Auswertung verwandt:
- t-Tests für MWT-B und Category-Test,
- zweifaktorielle Varianzanalysen für alle anderen Einzeltests über die Faktoren Gruppe und Zeit. Dies ermöglichte den unmittelbaren Vergleich von Patienten und Kontrollen und die Beurteilung des Zeiteffektes, U1-U2,
- einfaktorielle Varianzanalysen über die Meßzeitpunkte U1 - U3 bzw. U1 - U4,
- Faktorenanalysen zur Datenreduktion und zum Erkennen struktureller Gemeinsamkeiten der verschiedenen Einzeltests.

5.2.2 Diskussion der Methodik

Die Mehrzahl der vergleichbaren internationalen Studien benutzten Tests aus der Wechsler Adult Intelligence Scale (WAIS) und der Halstead Reitan Battery (HRB), wobei sich die Kombination der Einzeltests oft unterschied (Parsons 1977; Butters et al. 1977; Lishman et al. 1980; Bergman 1987).

In der vorliegenden Studie wurden die psychischen Leistungen von Patienten und Kontrollen mittels einer Testbatterie gemessen, die die Bereiche allgemeine Intelligenz, Psychomotorik, Konzentration und Aufmerksamkeit, verbales und nonverbales Gedächtnis erfaßt. Schwerpunkt war das im deutschen Sprachraum entwickelte Leistungsprüfsystem (LPS, Horn 1962). Zusätzlich wurde nach Möglichkeit auf Einzeltests aus dem HAWIE (deutsche Fassung der WAIS) und der Halstead-Reitan-Battery zurückgegriffen. Zur Ergänzung dieser hinsichtlich Validität und Reliabilität geprüften Tests wurden Parallelformen zu Wiederholungsmessungen selbst entwickelt und ein Test zum visuellen Gestalterkennen, Reproduzieren und Hinzulernen neu konzipiert (Wegner 1990). Zur Vermeidung einer unangemessenen zeitlichen Belastung der Patienten mußte auf den Wisconsin Card Sorting Test verzichtet werden.

Alle Tests mit Ausnahme des Category und des MWT-B, für die keine Parallelform existieren, wurden Patienten und Kontrollpersonen zu beiden Untersuchungszeitpunkten vorgelegt.

5.3 Eigene Ergebnisse

5.3.1 Vergleich der Alkoholpatienten mit den gesunden Kontrollen

Der Mehrfachwahl-Wortschatz-Test (als Maß für das prämorbide Intelligenzniveau) ergab signifikant höhere Werte bei den Kontrollpersonen (116 vs. 107; t=-3,1; p<0,01). Im Category Test zeigte sich ebenfalls ein gleichsinniger, signifikanter Unterschied (t=3,4; p<0,01).

Tabelle 10a. Mittelwerte und Standardabweichungen der Einzeltestergebnisse

	Patienten							Kontrollpersonen						
	U1			U2				U1			U2		
	N	AM	SD	N	AM	SD		N	AM	SD	N	AM	SD
LPS-IQ	49	103,5	9,8	48	108,6	10,5		49	109,5	9,9	48	112,0	11,5
LPS-U2	48	39,6	13,0	48	45,6	14,0		48	47,1	12,0	48	50,2	12,7
LPS-U4	48	21,4	7,2	48	23,9	5,5		48	24,6	5,9	48	25,4	5,3
LPS-U5	48	19,8	11,7	48	22,1	12,11		48	22,8	10,1	48	23,9	10,2
LPS-U9	48	20,3	8,2	48	23,8	7,0		48	24,7	7,8	48	25,8	7,0
LPS-U10	48	21,8	8,4	48	23,9	7,9		48	23,7	9,4	48	25,1	11,0
LPS-U12	48	22,4	6,9	48	25,5	7,6		48	25,4	7,0	48	27,5	6,6
MLS-STF	43	93,2	8,4	43	100,0	7,8		49	104,0	6,7	49	102,8	6,8
MLS-STFD	43	93,8	8,4	43	99,8	6,7		49	103,4	6,3	49	102,9	7,2
MLS-LIF	43	91,8	10,6	43	97,4	10,2		49	100,8	8,7	49	98,6	7,9
MLS-LIFD	43	91,8	10,8	43	97,4	8,8		49	100,2	8,9	49	99,7	7,3
REV-GESW	48	102,1	10,6	48	103,5	10,4		48	105,9	11,0	48	107,4	11,3
REV-FEHL	48	1,4	1,8	48	1,3	1,6		48	2,0	2,3	48	2,0	2,5
BEN-R	48	7,5	1,5	48	7,7	1,6		49	7,3	1,9	49	7,6	2,0
BEN-F	48	3,5	2,4	48	2,9	2,2		49	4,1	3,4	49	2,9	2,8
TRA-B	48	114,4	65,1	48	91,3	38,0		49	88,5	37,6	49	81,9	30,7
W15	48	6,6	1,7	48	6,6	1,8		48	7,5	2,0	48	8,1	1,6
WLT-D1	48	26,8	8,7	48	30,7	10,7		49	30,6	8,9	49	33,4	10,5
WLT-D2	48	33,3	9,7	48	37,5	10,3		49	36,2	9,5	49	39,7	12,2
TEX1P	48	11,6	4,6	48	12,6	4,7		49	12,2	4,0	49	14,0	4,2
TEXD1p	47	10,0	5,8	47	12,2	5,4		49	9,8	4,0	49	11,9	4,5

Eine Übersicht der deskriptiv-statistischen (AM und SD) und der inferenzstatistischen Ergebnisse (zweifaktorielle Varianzanalyse (Gruppe, Zeit) aller Einzeltests sind den Tabellen 10a und 10b zu entnehmen. Bei 10 der 20 erfaßten neuropsychologischen Parameter ergaben sich signifikante Gruppenunterschiede, wobei die schlechteren Leistungswerte (im Durchschnitt zu beiden Zeitpunkte) stets bei den Patienten auftraten. Bezüglich der höheren kognitiven Funktionen zeigten sich hierbei Gruppenunterschiede beim LPS U2, U4, U9 und beim Trail Making Test B. Im Konzentrationsbereich unterschieden sich die Gruppen bei der Fehlerzahl im Revisionstest, im Gedächtnisbereich bei der 15-Wörterliste und dem WLT D1. Schließlich fanden sich in allen Maßen der motorischen Leistungsserie signifikant schlechtere Ergebnisse bei den Patienten. Darüberhinaus zeigten die meisten Tests signifikante Zeiteffekte, einige auch signifikante Wechselwirkungen (s. 6.2.1).

In die *Faktorenanalyse* gingen sämtliche Beobachtungen von Patienten und gesunden Kontrollen zu beiden Untersuchungszeitpunkten ein. In

Tabelle 10b. Ergebnisse der zweifaktoriellen Varianzanalysen der Einzeltests

	p(G)	p(T)	p(G*T)
LPS-IQ			
LPS-U2	0,0213 *	0,0001 ***	0,0190 *
LPS-U4	0,0438 *	0,0012 **	0,0654 (*)
LPS-U5	0,2704	0,0105 *	0,3919
LPS-U9	0,0290 *	0,0001 ***	0,0325 *
LPS-U10	0,3768	0,0120 *	0,6097
LPS-U12	0,0691 (*)	0,0001 ***	0,3146
MLS-STF	0,0001 ***	0,0017 **	0,0001 ***
MLS-STFD	0,0001 ***	0,0006 ***	0,0001 ***
MLS-LIF	0,0029 **	0,1011	0,0003 ***
MLS-LIFD	0,0013 **	0,0118 *	0,0022 **
REV-GESW	0,0753 (*)	0,0330 *	0,9754
REV-FEHL	0,0466 *	0,8033	0,8033
BEN-R	0,6543	0,0766 (*)	0,7719
BEN-F	0,5385	0,0003 ***	0,1896
TRA-B	0,0344 *	0,0003 ***	0,0380 *
W15	0,0001 ***	0,1119	0,1655
WLT D1	0,0512 (*)	0,0033 **	0,5980
WLT D2	0,1501	0,0017 **	0,7851
TEX 1P	0,2275	0,0003 ***	0,2929

p Signifikanzniveau für die Faktoren Gruppe (G), Zeit (T) und die Wechselwirkung (G*T)
(*) p<0,10; * p<0,05; ** p<0,01; *** p<0,001

einer Hauptkomponentenanalyse mit anschließender Varimaxrotation ergaben sich vier Faktoren mit einem Eigenwert größer eins. Tabelle 11 zeigt das Ergebnis der Rotation, wobei nur hochsignifikante Ladungen (p<0,01, r>0,23) aufgeführt wurden. Durch die vier Faktoren wurden 59 % der Gesamtvarianz aufgeklärt (Stetter et al. 1989).

Faktor 1 stellt einen Generalfaktor dar. Die höchsten Ladungen wiesen Untertests des LPS auf, wobei die komplexeren Aufgaben überwogen. Die Geschwindigkeitsleistung im Revisionstest sowie die Unterform B des

Tabelle 11. Faktorenmuster nach Varimaxrotation. Gruppe Alkoholkranker und gesunder Kontrollpersonen zum Zeitpunkt U1 und U2

	Faktor 1	Faktor 2	Faktor 3	Faktor 4	Kommunalitäten
LPS-U2	0,77				0,61
LPS-U4	0,61				0,52
LPS-U5	0,78				0,68
LPS-U9	0,46		0,34		0,40
LPS-U10	0,49		0,41		0,43
LPS-U12	0,81				0,72
MLS-STF		0,82			0,72
MLS-STFD	0,25	0,80			0,70
MLS-LIF		0,77			0,65
MLS-LIFD		0,77			0,64
REV-GESH	0,64				0,43
BEN-R			0,89		0,85
BEN-F	-0,30		-0,88		0,89
TRA-B	-0,63				0,56
W15	0,37				0,27
WLT D1	0,37				0,27
WLT D2	0,41		0,31		0,30
TEX 1P				0,82	0,76
TEX D1P				0,84	0,72
Eigenwerte	4,26	2,77	2,33	1,76	
Varianzanteil	0,22	0,15	0,12	0,09	0,59

Trail Making Tests wiesen ebenfalls hohe Ladungen auf diesem Faktor auf. Wir bezeichneten diesen Faktor als komplexe *kognitive Fähigkeiten*.

Faktor 2 wurde fast ausschließlich von den 2 Untertests der motorischen Leistungsserie gebildet. Wir bezeichneten ihn als *visuomotorische Fähigkeit*.

Faktor 3 wurde im wesentlichen durch den Benton-Test und andere nonverbale Tests gebildet. In diesem Faktor sind somit ausschließlich nonverbale Fähigkeiten und Aspekte des Gedächtnisses vertreten. Wir haben ihn daher *nonverbales Gedächtnis* genannt.

Faktor 4 enthält hauptsächlich die verbalen Gedächtnistests, v. a. das "Nacherzählen einer Geschichte" (Untertest 4 der Wechsler Memory Scale). Wir bezeichneten diesen Faktor als *verbales Gedächtnis*.

Die Ladungen der Faktoren und der Anteil der aufgeklärten Varianz sind Tabelle 10 zu entnehmen. Bei einer separaten Faktorenanalyse luden die nur zu einem Zeitpunkt gegebenen Tests (MWT-B und Category-Test) auf dem ersten Hauptfaktor. Auch diese Tests erfassen Aspekte der Intelligenz, des visuellen Vorstellungsvermögens und der komplexen Abstraktionsfähigkeit.

Tabelle 12. Zweifaktorielle Varianzanalysen über die Faktoren

DF=1,96	Gruppe F-Wert	Zeit F-Wert	Wechsel- wirkung F-Wert	Gruppenkontraste U1 t-Wert	U2 t-Wert
Faktor 1: Komplexe kognitive Fähigkeiten	5,2 **	29,4 ***	2,9 (*)	-2,8 **	-1,9 (*)
Faktor 2: visuomotorische Koordination	23,2 ***	7,3 **	25,3 ***	-6,3 ***	-1,8 (*)
Faktor 3: nonverbales Gedächtnis	2,2	2,6	1,9	2,0 *	0,68
Faktor 4: verbales Gedächtnis	0,03	11,6 ***	1,0	0,52	-0,26

Signifikanzniveau wie in Tabelle 10b

Varianzanalysen über die Faktoren:
Zweifaktorielle Varianzanalysen (Patienten versus Kontrollen; U1 versus U2, s. Tabelle 12) ergaben für die Faktoren 1 und 2 signifikante Gruppeneffekte (Zeiteffekte und Wechselwirkungen s. 6.3). Bezüglich komplexer kognitiver Fähigkeiten und visuomotorischer Koordination unterscheiden sich demnach Alkoholkranke signifikant von Kontrollpersonen. Bei den Gedächtnisleistungen (Faktor 3 und 4) fanden sich keine signifikanten Gruppeneffekte. Die Ergebnisse der Kontrollen wurden zur Bildung von T-Werten herangezogen, wodurch Gruppen- und Zeiteffekte unmittelbar vergleichbar werden (s. Abb. 3 in 6.3.1).

5.3.2 Korrelationen von psychischen Leistungen, Anamnese und Depressivität

Univariate Auswertung: In der Kontrollgruppe fanden sich keine signifikanten Korrelationen (Pearson) zwischen den Faktoren zu U1 und U2 und dem Alter der Probanden. Bei den Patienten korrelierten verschiedene Einzeltests und alle Faktoren signifikant mit dem Alter (s. Tabelle 13).

Tabelle 13. Produkt-Moment-Korrelationen der Einzeltests mit Alter, Alkoholismusdauer und Trinkmengen (Patienten)

	Alter		Alkoholdauer		Alkoholmenge	
	U1	U2	U1	U2	U1	U2
LPS IQ	-0,19	0,01	0,02	0,00	0,28	0,16
LPS U2	-0,15	0,02	0,11	0,02	0,41 **	0,42 **
LPS U4	-0,51 ***	-0,43 **	0,05	-0,08	0,26	0,15
LPS U5	-0,36 *	-0,17	0,11	0,08	0,35	0,29 **
LPS U9	-0,24	-0,30 *	-0,05	-0,32 *	0,14	0,07
LPS U10	-0,30 *	-0,24	-0,19	0,04	0,14	0,16
LPS U12	-0,33 *	-0,28 (*)	0,12	0,03	0,27 (*)	0,35 *
REV FSTA	-0,37 **	-0,09	0,23	0,14	0,22	0,19
REV FEHL	0,16	-0,18	-0,21	-0,13	0,01	0,03
MLS STSF	-0,37 *	-0,26	0,06	0,23	0,10	0,14
MLS STSD	-0,33 *	-0,14	0,08	0,18	0,08	0,07
MLS LISF	-0,49 ***	-0,47 **	-0,08	-0,11	0,19	0,19
MLS LSFD	-0,44 **	-0,34 *	-0,09	-0,11	0,09	0,06
BEN S R	-0,14	-0,12	0,08	0,10	0,14	0,10
BEN S F	0,27 (*)	0,21	-0,05	-0,15	-0,13	-0,13
TRA B S	0,43 **	0,38 **	0,17	0,11	-0,12	-0,21
W15 D1	-0,29 *	-0,42 **	0,17	-0,03	0,32 *	0,21
WLT D1	-0,22	-0,10	-0,12	0,04	-0,05	-0,06
WLT D2	0,10	-0,19	0,17	0,23	-0,11	-0,02
TEX 1P	-0,35 *	-0,31 *	0,12	0,13	0,26 (*)	0,17
TEX D1P	-0,43 **	-0,41 **	0,02	0,13	0,17	0,21

Signifikanzniveau wie in Tabelle 10b

Nach Auspartialisierung von Alter und Abstinenzdauer vor der Aufnahme zeigten weder Einzeltests noch Faktoren signifikante Korrelationen zu Trinkmengen oder Dauer der Abhängigkeit.

Die familiäre Belastung mit Alkoholismus (FH+) war für das Ausmaß der kognitiven Defizite unerheblich. Gleiches galt für ein Delirium tremens und Krampfanfälle in der Vorgeschichte.

Multivariate Auswertung: Kanonische Korrelationen zwischen Trinkmengen/Abhängigkeitsdauer und den Faktoren 1 - 4 waren nicht signifikant. Auspartialisierung von Alter und Abstinenz vor der Aufnahme hatten darauf keinen Einfluß.

Die Depressivität der Patienten wurde mit dem BDI (s. 2.3.5) erfaßt. Von 30 untersuchten Patienten wurden nur wenige als mild (n=5), mäßig (n=2) oder schwer depressiv (n=1) eingestuft. Der Mittelwert der Gruppe lag im Bereich "keine Depression" (AM 9,03; SD=6,7). Es fanden sich keine signifikanten Korrelationen der BDI-Werte mit den Einzeltests oder den Faktoren der psychischen Leistungen.

5.4 Diskussion der neuropsychologischen Ergebnisse

Die Unterschiede in den neuropsychologischen Leistungen von Alkoholikern und gesunden Kontrollen (Gruppeneffekte) werden in 6.4 gemeinsam mit dem Ausmaß der Rückbildung unter Abstinenzbedingungen (Zeiteffekte und Wechselwirkungen) diskutiert.

Nach Berücksichtigung von Alter und Abstinenztagen hatte der mittlere Alkoholkonsum in den letzten 5 Jahren ebensowenig Einfluß auf das Ausmaß der neuropsychologischen Defizite wie ein Delirium tremens oder cerebralorganische Krampfanfälle in der Vorgeschichte. Dies steht in Einklang mit anderen Autoren (Parsons 1987 a; Böning und Milech 1987; Schafer et al. 1991).

Die psychischen Leistungen der Patienten korrelierten nicht mit der Depressivität, was von Schaeffer et al. (1984) bestätigt wird, während Sinha et al. (1989) und Schafer et al. (1991) signifikante Zusammenhänge beschrieben. Die Patienten der beiden letztgenannten Studien wiesen jedoch höhere Depressionswerte auf als sie in der eigenen Studie und bei Schaeffer et al. vorlagen.

Die familiäre Belastung mit Alkoholismus hatte bei Schafer et al. (1991), Goodwin (1983), Hesselbrock (1983) und der eigenen Studie keinen Einfluß auf die kognitiven Leistungen, im Gegensatz zu den Ergebnissen von Schaeffer et al. (1984).

6 Rückbildung hirnfunktioneller Defizite unter Abstinenzbedingungen

6.1 Stand der Forschung

6.1.1 Verbesserung kognitiver Leistungen

Psychische Leistungen verbessern sich unter Abstinenzbedingungen eindeutig. Page et al. (1974) untersuchten 116 Alkoholiker zu verschiedenen Zeitpunkten. Bereits in der 2. Woche nach Abstinenzbeginn fanden sie eine Rückbildung kognitiver Leistungsdefizite (Benton, Trail Making B, Zahlensymboltest und Gedächtnisspanne). Diese Verbesserungen veränderten sich in den nächsten 2 Monaten kaum noch.

Ähnliches berichtete Goldman (1987). Er fand eine deutliche Verbesserung in den ersten Wochen der Abstinenz, wobei sich verbale Lernfähigkeiten schneller erholten als visuell-räumliche. Auch die Ergebnisse von Grünberger u. Kryspin-Exner (1971) sprechen für eine Verbesserung kognitiver Leistungen im ersten Monat nach Beginn der Abstinenz.

Böning u. Milech (1987) untersuchten Alkoholabhängige mit (n = 20) und ohne (n = 23) Delirium tremens. Beide Gruppen zeigten in der Erstuntersuchung im Benton-Test Leistungsminderungen im Vergleich zur Norm. Alle übrigen Meßwerte lagen im Normbereich. Acht Wochen später waren die Leistungen der Deliriumgruppe im Benton-Test noch reduziert, während sich die andere Gruppe nicht mehr von Kontrollen unterschied.

Yohman et al. (1985) fanden in einem Test-retest Design (s. Methodik in 6.2) zwar Verbesserungen bei den Patienten, diese waren jedoch nicht stärker ausgeprägt als die Verbesserungen der zweifach untersuchten Kontrollen, so daß sie auf Wiederholungseffekte zurückgeführt werden müssen.

Nachuntersuchungen über größere Zeiträume liegen nur vereinzelt vor. Nach einjähriger Abstinenz konnten persistierende Defizite z.B. der visuellen Merkfähigkeit und Feinmotorik gezeigt werden (Grünberger et al.

1975b). Auch nach 5jähriger Abstinenz wurden Verbesserungen der kognitiven Leistungen registriert (Muuronen et al. 1989), wobei es jedoch nicht zu einer Restitutio ad integrum zu kommen scheint (Grünberger et al. 1975a; Grünberger 1989). Hierfür sprechen auch die Ergebnisse von Kessler et al. (1987), die bei Mitgliedern der Anonymen Alkoholiker noch nach Jahren gesicherter Abstinenz schlechtere Gedächtnisleistungen fanden als bei Kontrollpersonen. Auch Ryan et al. (1980) zeigten beim Vergleich kurzfristig und langfristig Abstinenter vergleichbare Schädigungsmuster.

Das Alter scheint eine wichtige Moderatorvariable für die Rückbildungsfähigkeit zu sein (Goldman et al. 1983), allerdings wurden auch bei jüngeren Alkoholikern persistierende Defizite nachgewiesen (Brandt et al. 1983). Die Trinkanamnese hatte keinen Einfluß auf die Verbesserung der Leistungen.

6.2 Methodik

6.2.1 Methodik der eigenen Verlaufsuntersuchung

Die neuropsychologische Testbatterie wurde bereits beschrieben und diskutiert (s. 5.2). Abgesehen von zwei Einzeltests (MWTB und Category Test) waren alle anderen Instrumente für Wiederholungsuntersuchungen geeignet. Die abstinenzbedingten zeitlichen Veränderungen der psychischen Leistungen wurden nach 5 Wochen (U2) und nach weiteren 6 Monaten (U3) gemessen. Dabei ist hervorzuheben, daß auch die Kontrollgruppe zu zwei Zeitpunkten untersucht wurde.

6.2.2 Diskussion der Methodik

Die Untersuchung neuropsychologischer Leistungen im Zeitverlauf ist an besondere methodische Voraussetzungen gebunden. Zur Beurteilung echter Leistungssteigerungen muß ausgeschlossen werden, daß verbesserte Testergebnisse lediglich auf einem Wiederholungseffekt beruhen. Dies kann durch Verwendung von Tests mit hoher Test-retest-Reliabilität sowie durch die vergleichende Untersuchung einer Kontrollgruppe geschehen.

Die Mehrzahl der bisherigen Verlaufsstudien (z.B. Brandt et al. 1983) begnügte sich mit der einmaligen Untersuchung von geeigneten unabhängigen Kontrollen ("independent-groups design"). Beispielsweise wurden Alkoholiker, die seit kurzem abstinent waren, verglichen mit solchen, die schon seit 4 Jahren nicht mehr tranken. Beide Gruppen wiesen gegenüber einmal untersuchten Kontrollen Defizite auf (Ryan et al. 1980) Auch die einmalige Untersuchung längerfristig abstinenter Mitglieder der Anonymen Alkoholiker kann im Vergleich mit gesunden Kontrollen Aufschluß über Restitutionsvorgänge liefern (Kessler et al. 1987). Der Nachteil dieser Versuchsanordnung liegt in der nie völlig befriedigenden Parallelisierung der Gruppen.

Die zweimalige Testung von Experimental- und Kontrollgruppe im Sinne eines Test-retest Designs bietet die beste Möglichkeit, Lerneffekte zwischen den Tests zuverlässig zu erfassen. Wegen des hohen Aufwandes wird dieses Verfahren jedoch nur selten angewandt. Neben der vorliegenden Studie wählten auch Fabian u. Parsons (1983) und Yohman et al. (1985) ein solches Vorgehen.

6.3 Eigene Ergebnisse

6.3.1 Verbesserung kognitiver Leistungen in 5 Wochen (U1-U2)

Einzeltests:
Die Ergebnisse der zweifaktoriellen *Varianzanalysen der Einzeltests* wurden bereits in Tabelle 10b (s. 5.3.1) zusammengefaßt. Dort wurden auch die Gruppeneffekte zu U1 beschrieben.

Signifikante Zeiteffekte fanden sich in 15 von 19 Einzeltests. Sie können als Lerneffekte bei Testwiederholung gewertet werden. Keine Veränderungen über die Zeit ließen sich bei der 15-Wörter-Liste, der Fehlerzahl des Revisionstests und einem Untertest der MLS (LIF) nachweisen.

Signifikante Wechselwirkungen zeigten die LPS-Untertests 2 (verbales Allgemeinwissen) und 9 (räumliches Vorstellungsvermögen), alle Tests der MLS (visuomotorische Koordination), sowie der Trail Making Test B (kognitive Flexibilität). Beim LPS-U4 (nonverbales Regelerkennen) wurde die Signifikanzgrenze von 5% knapp verfehlt. Bei diesen Einzeltests fanden sich zu U1 deutlich schlechtere Leistungen der Patienten, die sich zu U2 hin steigerten und tendenziell zum Leistungsniveau der Kontrollpersonen konvergierten (s. Tabelle 10b, 5.3.1).

Faktoren
Die *Varianzanalysen über die 4 Faktoren* zeigten neben dem signifikanten Gruppeneffekt für die Faktoren 1 und 2 (s. 5.3.1) für die Faktoren 1, 2 und 4 hochsignifikante Zeiteffekte, die auf die Testwiederholung zurückzuführen sind. Die nonverbalen Gedächtnisleistungen weisen keinen bedeutsamen Lernzuwachs auf (s. Tabelle 12).

Im Bereich der *visuomotorischen Koordination* (signifikante Wechselwirkung) und tendenziell in den *komplexen kognitiven Fähigkeiten* fand sich eine über den Lerneffekt hinausgehende Rückbildung vorhandener Defizite der Patienten.

Die Ergebnisse der Kontrollen wurden zur Bildung von T-Werten herangezogen, wobei die Mittelwerte auf den Wert 50 und die Standardabweichungen auf den Wert 10 transformiert wurden (s. Abb. 3). Damit ergibt sich eine Vergleichbarkeit der Ergebnisse aus den verschiedenen Tests für die statistische Weiterverarbeitung.

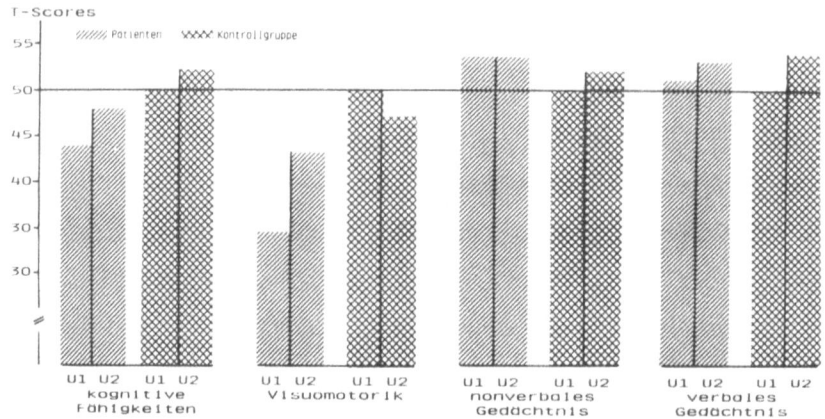

Abb. 3. T-transformierte Mittelwerte der neuropsychologischen Faktoren bei Patienten *(schraffiert)* und Kontrollpersonen *(gekreuzt)*

6.3.2 Verbesserung kognitiver Leistungen in 6 Monaten (U1-U3)

Sechs Monate nach Behandlungsbeginn (U3) konnten 35 der 49 Patienten mit der kompletten Testbatterie nachuntersucht werden. Zwei Patienten waren zwischenzeitlich rückfällig, die anderen hatten die ambulante Behandlung abgebrochen oder lehnten eine Teilnahme an den Tests ab (s. 2.4). Die folgenden Ergebnisse beziehen sich auf die dauerhaft abstinenten 33 Patienten. Die Abstinenz während des gesamten Zeitraums wurde durch regelmäßige Atemluftkontrollen bei den wöchentlich stattfindenden Gruppensitzungen überprüft.

Einzeltests
Ähnlich wie in den ersten 5 Wochen (U1 - U2) fanden sich signifikante Zeiteffekte (U1 - U3) in 15 von 20 Einzeltests (s. Tabelle 14). Ausgenommen waren die Fehlerzahl im Revisionstest, Benton F und Benton R, so-

wie die Wiedergabe des Textes (Text 1P). Im Wegner-Linien-Test (D2) wurde die Signifikanzgrenze von 5 % nur knapp verfehlt.
Der Haupteffekt trat eindeutig in den ersten Wochen auf. Weitere Verbesserungen (ANOVA-Kontraste zwischen U2 und U3) in den Folgemonaten waren nur noch bei der 15-Wörterliste signifikant, bei der sich zwischen U1 und U2 ein leichter Leistungsabfall eingestellt hatte (s. Tabelle 14).

Tabelle 14. Neuropsychologische Ergebnisse und ANOVA-Kontraste von 33 abstinenten Patienten über 7 Monate (U1- U3)

	U1		U2		U3		N	$p(U_1\text{-}U_3)$	$p(U_1/U_2)$	$p(U_2/U_3)$
	AM	SD	AM	SD	AM	SD				
LPS-IQ	103,5	10,2	109,3	11,2	110,2	11,5	33	0,0001	0,0001	0,3851
LPS-U2	39,8	11,7	46,6	13,2	45,3	13,7	33	0,0001	0,0001	0,3580
LPS-U4	21,0	7,9	23,8	6,0	24,7	6,7	33	0,0004	0,0030	0,0940
LPS-U5	20,2	11,7	23,5	11,9	23,8	12,0	33	0,0069	0,0256	0,8232
LPS-U9	21,0	9,1	24,4	7,5	23,9	8,0	33	0,0069	0,0017	0,5757
LPS-U10	20,7	8,9	23,2	8,0	23,9	8,5	33	0,0297	0,0500	0,5426
LPS-U12	22,8	6,6	25,7	7,5	25,8	7,0	33	0,0006	0,0012	0,9177
MLS-STF	93,0	9,1	100,7	7,9	103,0	8,5	32	0,0001	0,0001	0,1471
MLS-STFD	93,8	9,4	100,3	7,1	102,2	7,9	32	0,0001	0,0001	0,1860
MLS-LIF	91,3	11,2	96,6	10,3	97,5	8,3	32	0,0064	0,0268	0,6120
MLS-LIFD	91,1	11,1	96,3	9,1	96,6	7,7	32	0,0040	0,0112	0,8663
REV-GESW	5,7	2,0	7,0	2,1	6,7	1,7	32	0,0181	0,0072	0,5551
REV-FEHL	1,8	2,1	1,3	1,8	1,3	1,3	32	0,4477	0,2973	0,8285
BEN-R	7,5	1,4	7,9	1,6	8,0	1,8	32	0,0974	0,0696	0,5720
BEN-F	3,6	2,6	2,8	2,3	2,9	2,9	32	0,1193	0,0620	0,7086
TRA-B	120,3	72,3	90,7	33,7	91,8	42,6	32	0,0039	0,0054	0,8278
W15	6,7	1,7	6,4	1,9	7,6	2,4	32	0,0080	0,2498	0,0090
WLT D1	25,9	8,6	30,4	10,9	33,6	9,4	32	0,0013	0,0222	0,1436
WLT D2	33,4	10,8	37,3	10,2	38,4	10,4	32	0,0535	0,1224	0,5415
TEX 1P	12,9	4,6	14,0	4,7	14,5	4,0	24	0,1786	0,0897	0,6165
TEX D1p	11,9	5,4	14,2	5,2	12,7	4,2	24	0,0302	0,0007	0,0883

Faktoren

Visuomotorische Koordination (Faktor 2) und komplexe kognitive Fähigkeiten (Faktor 1) zeigten eine Rückbildung vorhandener Defizite. Dabei trat der Haupteffekt in den ersten 5 Wochen auf (ANOVA-Kontraste für Faktor 2: $F_{U1\text{-}U2}= 9,2**$; Faktor 1: $F_{U1\text{-}U2}=2,9(*)$. Im weiteren Verlauf stellten sich zusätzliche Verbesserungen ein, die Kontraste für Faktor 1 erreichten jetzt ebenfalls Signifikanzniveau (Faktor 2: $F_{U1\text{-}U3}= 15,2***$; Faktor 1: $F_{U1\text{-}U3}= 4,1*$; s. Tabelle 15).

Tabelle 15. Neuropsychologische Leistungen (Faktoren) im Verlauf von 7 Monaten (U1-U3; nur Abstinente, n=33)

	Zeiteffekte U1-U3		Kontraste U1-U2		Kontraste U2-U3	
	F	p	F	p	F	p
Kognitive Fähigkeiten (F1):	13,51	0,0001	14,36	0,0006	0,75	n.s.
Visuomotorische Koordination (F2):	17,09	0,0001	16,33	0,0003	1,99	n.s.
Nonverbales Gedächtnis (F3):	0,15	n.s.	0,27	n.s.	0,00	n.s.
Verbales Gedächtnis (F4):	1,44	n.s.	4,01	n.s. (0,054)	0,00	n.s.

6.3.3 Verbesserung kognitiver Leistungen nach 3jähriger Abstinenz (U1 - U4)

Im Rahmen der Katamnese konnten 27 dauerhaft abstinente Patienten 3 Jahre nach Therapiebeginn mit dem Trail Making Test B und der 15-Wörter-Liste nachuntersucht werden. Bei beiden Tests ergaben sich signifikante Leistungsverbesserungen über die Gesamtzeit hinweg. Dabei war im TRA B die deutlichste Verbesserung zwischen U1 und U2 festzustellen, bei der W 15 dagegen zwischen U2 und U3 (s. Tabelle 16).

Tabelle 16. Neuropsychologische Leistungen im Verlauf von 3 Jahren (Abstinente Patienten, n=27)

	U1		U2		U3		U4	
	AM	SD	AM	SD	AM	SD	AM	SD
TRA B	105,6	68,3	83,5	32,1	80,9	30,8	79,9	30,4
W15	7,0	1,6	6,8	2,0	7,6	2,4	7,8	1,7

6.4 Diskussion der Ergebnisse

Die psychischen Leistungen von Patienten und Kontrollen wurden mittels einer umfangreichen neuropsychologischen Testbatterie gemessen, die das Leistungsprüfsystem nach Horn mit Einzeltests aus dem HAWIE (deutsche Fassung der WAIS) und der Halstead-Reitan-Battery (HRB) kombinierte. Die vergleichbaren internationalen Studien bedienten sich überwiegend der WAIS und der HRB, wobei die Auswahl der Einzeltests oft variierte (Parsons 1977; Butters et al. 1977; Lishman et al. 1980; Bergman 1987).

Verglichen mit Kontrollpersonen wiesen Alkoholabhängige in fast allen Studien Minderleistungen auf (*Gruppeneffekte,* s. 5). Übereinstimmend wurden Defizite der visuomotorischen und der kognitiven Leistungen beschrieben. Nonverbale Fähigkeiten scheinen besonders betroffen zu sein. Störungen der Gedächtnisfunktion liegen ebenfalls vor, sind bei Patienten ohne Korsakow-Syndrom jedoch nur schwach ausgeprägt (Parsons 1977; Demel u. Kryspin-Exner 1975; Wilkinson u. Carlen 1980; Tarter 1980; Acker et al. 1984; Grünberger 1989).

Die Ergebnisse unserer Einzeltests bestätigen im wesentlichen die Angaben aus der Literatur. Bei der zur Datenreduktion durchgeführten Faktorenanalyse ließen sich 4 Faktoren extrahieren. Darin konnten die grossen Schädigungsbereiche (kognitive Fähigkeiten, visuomotorische Koordination, verbales und nonverbales Gedächtnis) abgebildet werden. Das bedeutet, daß das Schädigungsprofil offenbar transkulturell gültig ist und auch mit Testinstrumenten nachweisbar ist, die für den deutschen Sprachraum entwickelt wurden (s. auch Bergman et al. 1987).

Im Gegensatz zu einigen der zitierten Studien fanden wir keine bedeutsamen Gedächtnisstörungen. Dies könnte ein Stichprobeneffekt sein: unsere Patienten stellten eine Auswahl motivierter und noch nicht zu stark geschädigter Individuen dar, für die eine psychotherapeutische Behandlung aussichtsreich erschien. Andererseits könnten dennoch vorhandene leichte anamnestische Störungen wegen einer zu geringen Sensitivität der verwendeten Tests nicht erfaßt worden sein ("Deckeneffekte").

Verlaufsuntersuchungen unter Abstinenzbedingungen (*Zeiteffekte*) ergaben Rückbildungen der beschriebenen Defizite (Page et al. 1974; Grünberger et al. 1975a,b; Kessler et al. 1987; Muuronen et al. 1989). Dabei erholen sich verbale Leistungen offenbar rascher als nonverbale (Goldman 1987). In der vorliegenden Arbeit wurden nicht nur Patienten, sondern auch 49 gesunde Kontrollpersonen nach 5 Wochen erneut untersucht. Ein solches Test-retest-Design mit Zweifachmessung der Kontrollgruppe wurde bisher nur in 2 Studien mit größerer Fallzahl durchgeführt. Fabian u. Parsons (1983) fanden bei 25 alkoholabhängigen Frauen signifikante Unterschiede zu 25 parallelisierten Kontrollen. Knapp 2 Jahre später hatten sich beide Gruppen verbessert, signifikante Wechselwirkungen ließen sich jedoch nicht nachweisen. Zu diesem Ergebnis kamen auch Yohman et al. (1985). Sie untersuchten 37 männliche Patienten und verglichen sie mit 24 Kontrollen. Sieben Wochen nach dem letzten Alkoholkonsum und nach 13 monatiger Abstinenz fanden sich signifikante Gruppen- und Zeiteffekte jedoch keine signifikanten Wechselwirkungen.

In der vorliegenden Studie zeigten abgesehen vom nonverbalen Gedächtnis alle Faktoren und fast alle Einzeltests signifikante Verbesserungen über die Zeit. Sie müssen als Lerneffekt interpretiert werden. Soweit stehen unsere Resultate in Einklang mit den oben zitierten internationalen Studien. Signifikante Wechselwirkungen, d.h. eine relativ stärkere Verbesserung der Patienten, fanden sich in 7 von 20 Einzeltests. Dieser Leistungszuwachs der visuomotorischen und komplexen kognitiven Fähigkeiten wurde bisher noch nicht beschrieben. Er könnte durch die Auswahl der Patienten erklärt werden ("Stichprobeneffekt" s. oben). Die Mehrzahl der amerikanischen Studien wurde an schwerer geschädigten Alkoholikern durchgeführt. Zusätzlich könnte der im Vergleich zu Yohman et al. (1985) relativ frühe Zeitpunkt der Erstuntersuchung eine Rolle spielen. Andererseits könnten durch unsere vergleichsweise hohe Fallzahl auch relativ diskrete Effekte statistisch nachgewiesen werden.

Die Untersuchung des weiteren Verlaufs (Zeiteffekte zwischen U1 und U3) bei abstinenten Patienten deuten darauf hin, daß die entscheidende Verbesserung bereits in den ersten Wochen stattfindet. Immerhin zeigen die Gruppenkontraste zwischen U1-U3 in der Regel höhere Werte als zwischen U1-U2, so daß eine weitere allerdings deutlich langsamere Erholung angenommen werden darf. Dies wird auch durch die nach 3 Jahren erneut applizierten TRA B und W 15 bestätigt und steht in Einklang mit den Ergebnissen von Schafer et al. (1991).

7 Beziehungen zwischen Struktur und Funktion des Gehirns

7.1 Stand der Forschung

7.1.1 Korrelationen zu Behandlungsbeginn (Querschnittuntersuchung)

Seit Beginn des routinemäßigen Einsatzes der Computertomographie wurde versucht, bei Alkoholikern CT-Befunde und psychologische Leistungen zu korrelieren. Die Studien sind bezüglich Fallzahl, CT-Methodik, Testbatterie und statistischer Bearbeitung sehr heterogen. *Kontrollgruppen* wurden nur *selten* untersucht (Übersicht bei Wilkinson 1987). Trotz teilweise beträchtlicher funktioneller Defizite zeigten sich nur vereinzelt signifikante Zusammenhänge zur Größe der Liquorräume sobald das Alter berücksichtigt wurde. Im folgenden wird nur auf Studien mit größeren Fallzahlen eingegangen.

Bei nichtabhängigen Trinkern ("heavy social drinkers") mit einem mittleren Tageskonsum von etwa 100g Alkohol fanden Cala et al. (1978) einen Zusammenhang zwischen dem Ausmaß zerebraler Atrophie (visuelle Beurteilung) und einer Leistungseinbuße in zwei nonverbalen (Zahlensymboltest r=0,35; Mosaiktest r=0,42) und einem verbalen Untertests der WAIS (Gemeinsamkeitsfinden r=0,36). Zwischen Gesamt-IQ und Atrophie fanden sich keine signifikanten Zusammenhänge. Es erfolgte keine Alterskorrektur, eine Kontrollgruppe wurde nicht untersucht.

In der Studie von Lusins et al. (1980) zeigten sich bei 50 Alkoholabhängigen keine signifikanten Korrelationen zwischen den CT-Ergebnissen (visuelle und lineare Auswertung) der WAIS und dem Trail Making Test (Form A und B). Eine Kontrollgruppe wurde nicht untersucht.

Bergman et al. (1980, 1985, 1987) untersuchten 134 männliche und 32 weibliche Alkoholiker und verglichen sie mit einer repräsentativen Stichprobe von 193 Männern und 188 Frauen aus der Bevölkerung. Es fanden sich generell engere Beziehungen zwischen psychologischer Leistung und Weite des Ventrikelsystems (lineare Vermessung) als zur äußeren Atrophie (visuelle Beurteilung). Nach Berücksichtigung des Altersfaktors blieben 2 Korrelationen signifikant: Mosaiktest (WAIS) und Weite des dritten Ventrikels (r=-0,34), Tactual Performance Test (HRB) und Abstand der Vorderhörner (r=-0,38).

Hill und Mikhael (1979) untersuchten 15 Alkoholiker, 15 Heroinabhängige und 12 Kontrollen. Die Heroinabhängigen zeigten keine hirnatrophischen Zeichen. In fast allen Subtests der HRB waren die Ergebnisse der Alkoholiker signifikant schlechter als bei den Kontrollen. Die Resultate der Heroinabhängigen lagen dazwischen. Bei den Alkoholikern fand sich eine signifikante Korrelation (r=0,27) zwischen Category Test und Ventrikel-Hirn-Index.

Lishman et al. (1980) verglichen 100 männliche Alkoholiker mit 41 Kontrollpersonen. Die visuelle Beurteilung der CT-Aufnahmen ergab signifikante Erweiterungen der inneren und äußeren Liquorräume bei den Patienten. Diese schnitten auch in der Mehrzahl der Tests (WAIS, HRB) signifikant schlechter ab. In einem zweiten Auswertungsschritt wurde die Anzahl der Kontrollen auf 50 erhöht: die Unterschiede in der prämorbiden Intelligenz (NART) trugen mehr zu Aufklärung der Varianz der Testergebnisse bei als die CT-Variablen (Acker et al. 1984).

Graff-Radford et al. (1982) fanden auch bei jungen Alkoholikern (20 - 45 Jahre; n=30) eine Hirnatrophie (lineare und planimetrische Auswertung). Sie wiesen signifikante Korrelationen zwischen den kognitiven Leistungen im Trail Making Test A und B und der Größe der Ventrikel (r=0,33) sowie der Weite der Sulci und dem Zahlensymboltest (r=-0,36) nach. Eine Kontrollgruppe wurde nicht untersucht.

Melgaard et al. (1984) fanden bei 46 Alkoholikern (keine Kontrollgruppe) eine signifikante Gesamtkorrelation zwischen der inneren und äußeren Atrophie und den psychometrischen Tests (x =232; NDF=126; p<0,001), die v. a. auf den Visual-Gestalt Test und den Wisconsin-Card-Sorting Test zurückzuführen waren.

Gurling et al. (1991) fanden in ihrer Studie mit 23 Zwillingspaaren, die diskordant für Alkoholismus bzw. für schweren Alkoholkonsum waren, keine signifikanten Zusammenhänge zwischen den Flächen und Volumina der Ventrikel, der CT-Dichte und den schon beschriebenen (s. 4.1.1) neuropsychologischen Tests.

In der Literatur finden sich bisher 2 Studien, die ausschließlich den Zusammenhängen von *Gedächtnisfunktion und Hirnmorphologie* gewidmet waren.

Gebhardt et al. (1984) untersuchten 24 Alkoholabhängige zwischen 45 und 60 Jahren (!). Die Patienten hatten mindestens 10 Jahre schwer getrunken und waren vor der Untersuchung wenigstens einen Monat abstinent. Computertomographisch wurde die Dichte im dorsomedialen Kern des Thalamus und im frontalen und parietalen Marklager bestimmt, sowie die Breite des 3. Ventrikels gemessen. Eine Kontrollgruppe wurde nicht untersucht (s. auch 4.1.2.2).

Zur Überprüfung der Lern- und Gedächtnisleistungen wurden 4 Tests gewählt, die als sensibel für Alkoholismusschäden gelten:

- "Verbales Paarassoziationslernen" zur Prüfung des Langzeitgedächtnisses. Es wurde eine Liste von 10 Wortpaaren verlesen. Im zweiten Durchgang wurde nur das erste Wort genannt, die Versuchsperson sollte das dazugehörige zweite Wort benennen. Dieses Prozedere wurde 4mal wiederholt; 3h später, nach Durchführung anderer Tests, wurden weitere 4 Durchgänge absolviert.
- "Vier-Wörter-Kurzzeitgedächtnis-Test". Hierbei mußte die Versuchsperson vier unzusammenhängende einsilbige oder zweisilbige Wörter erinnern. Sofort nach dem Vorlesen der Wörter mußte von einer dreistelligen Zahl rückwärts gezählt werden. Nach 30s sollten die zuvor genannten Wörter wiedergegeben werden.
- Ein "Zahlensymboltest", ähnlich wie in der WAIS.
- Ein "Symbol-Zahl-Paar-Assoziationslernen". 7 Paare von Symbolen und Zahlen mußten gelernt und in 4 Durchgängen erinnert werden. Nach dem Verständnis der Autoren wurde damit ebenfalls das Langzeitgedächtnis geprüft.

Es fand sich eine signifikante Korrelation zwischen der Dichte des dorsomedialen Thalamuskerns und den Ergebnissen der verbalen Paar-Assoziations-Lernaufgabe (rechter Thalamus r=0,46; linker Thalamus r=0,42). Eine ebenfalls auf dem 5 %-Niveau signifikante Korrelation (r=0,43) fand sich zwischen der Thalamusdichte rechts und dem Symbol-Zahl-Paar-Assoziationslernen.

Der 3. Ventrikelindex korrelierte signifikant mit dem verbalen Paar-Assoziationslernen (r=-0,41) und dem Zahlensymboltest (r=-0,44). Dagegen fanden sich keine signfikanten Korrelationen mit der Dichte im frontalen und parietalen Marklager.

Acker et al. (1987) untersuchten die Zusammenhänge zwischen der Gedächtnisleistung von 39 chronischen Alkoholikern (19 Männer und 20 Frauen) verglichen mit 39 gesunden Kontrollen und der Größe des 3. Ventrikels und der Seitenventrikel. Es wurden 4 Gedächtniskategorien geprüft: verbal, nonverbal, Abrufen und Wiedererkennen. Die Größe der Seitenventrikel korrelierte mit keinem der Gedächtnismaße. Bei den männlichen Alkoholikern fand sich eine signifikante Korrelation zwischen der Größe des 3. Ventrikels und den zusammengefaßten Werten für verbales Gedächtnis (r=-0,61) und "Abrufen" (r=-0,64). Die Autoren werteten eine Erweiterung des 3. Ventrikels als Schädigung des Thalamus und sahen in ihren Befunden einen Beleg für eine Beziehung zwischen thalamischen Strukturen und Gedächtnisfunktionen.

In der MRT Studie von Jernigan et al. (1991; s. auch 3.1.2.3) wurden morphologische und neuropsychologische Ergebnisse korreliert. Die Patienten zeigten gegenüber Kontrollen sowohl vergrößerte Liquorräume als auch kortikale und subkortikale Substanzminderungen. Signifikante Korrelationen mit neuropsychologischen Leistungen fanden sich jedoch nur zu den Liquorräumen. Das Ventrikelsystem und 6 von 13 Tests korrelierten signifikant mit dem TRA A und B, dem Stroop Test und einem verbalen Lerntest (Rey). Die äußeren Liquorräume korrelierten mit drei nonverbalen Tests signifikant (TRA A und B, Stroop).

7.1.2 Korrelationen abstinenzbedingter Veränderungen im Verlauf (Längsschnittuntersuchung)

Die Stockholmer Arbeitsgruppe legte eine 5-Jahres-Nachuntersuchung an 37 Patienten vor (Muuronen et al. 1989). Die Kontrollgruppe wurde nur zu einem Zeitpunkt untersucht. Außerdem blieb offen, ob es sich um eine repräsentative Teilstichprobe des Gesamtkollektivs von 196 Patienten handelte. Die Probanden waren unter 50 Jahre alt. Sie hatten keine Hirnverletzungen oder schwere Lebererkrankungen, nahmen keine Antiepileptika ein und waren nicht medikamenten- oder drogenabhängig. 16 Patienten waren abstinent oder tranken nur geringe Alkoholmengen. Alle abstinenten Patienten hatten normale, die 21 nicht abstinenten Patienten hatten erhöhte Leberenzyme. Bei den Abstinenten fand sich eine signifikante, im Vergleich zu einer gesunden Kontrollgruppe jedoch nicht vollständige Rückbildung der kortikalen Atrophie und der Weite des 3. Ventrikels. Eine signifikante Verbesserung der Abstinenten (Wechselwirkung, Gruppe über Zeit) fand sich im Mosaiktest. Die Verkleinerung des dritten Ventrikels korrelierte bei den Abstinenten signifikant mit Verbesserungen im Mosaiktest ($r=-0,77$) und im "reasoning" (nonverbales, logisches Denken; $r=-0,60$). Keine überzufälligen Veränderungen fanden sich für die Seitenventrikel und die kortikale Atrophie.

Weitere Studien zur Erfassung der morphologischen und funktionellen Veränderungen im Zeitverlauf liegen nicht vor.

7.2 Methodik

Erstmals wird eine prospektive Untersuchung zur Korrelation der zeitlichen Veränderungen der neuropsychologischen und neuroradiologischen Ebene vorgelegt, die im Gegensatz zur Stockholmer Studie auch eine Verlaufsmessung der neuropsychologischen Leistungen in der Kontrollgruppe beinhaltet. Dies erlaubt die Überprüfung bisheriger Hypothesen aus Querschnittuntersuchungen und die Ableitung von Erwartungen bezüglich der eigenen Längsschnittstudie.

7.2.1 Methoden und Hypothesen der eigenen Untersuchung

Hypothesen: Bei der Formulierung der Erwartungen und Hypothesen stützten wir uns auf eine eigene Voruntersuchung an 65 Alkoholabhängigen. In dieser "Pilotstudie" wurde ähnlich wie in der vorliegenden Untersuchung der Einfluß einer fünfwöchigen Abstinenz auf hirnmorphologische (CT) und neuropsychologische Variablen geprüft (Schroth et al. 1985; Mann et al. 1988; Mann et al. 1991).

Daneben orientierten wir uns an Arbeiten der Stockholmer (Bergman et al. 1980; 1985) und Londoner Arbeitsgruppe (Lishman et al. 1980; Acker et al. 1984) sowie an der Publikation von Gebhardt et al. (1984). Die zugrundeliegenden Studien wurden an großen Fallzahlen unter Einbeziehung von Kontrollgruppen durchgeführt (vgl. 3.1, 5.1, 7.1.1 und 7.1.2).

Folgende Hypothesen zur Korrelation zwischen Struktur und Funktion wurden formuliert:

H1 und H2: Eine signifikante (negative) Korrelation findet sich zu U1 zwischen der Größe der ALV (H1) und ILV (H2) und den komplexen kognitiven Fähigkeiten (Faktor 1).

H3 und H4: Eine signifikante (negative) Korrelation findet sich zu U1 zwischen den ILV und dem nonverbalen und verbalen Gedächtnis (H3 und H4).

Daneben erwarteten wir signifikante Korrelationen der Liquorräume mit Einzeltests, die kognitive Flexibilität, Abstraktionsvermögen und räumliche Wahrnehmung prüfen:

H5 und H6: Der CategoryTest korreliert signifikant mit ALV und ILV (Hill u. Mikhael 1979; Bergman 1987)

H7 und H8: Der Trail-Making-B Test korreliert signifikant mit ALV und ILV (Graff-Radford 1982; Acker et al. 1984; Bergman 1987)

Nach Bergman (1987) und Acker et al. (1987) korreliert der 3. Ventrikelindex mit Merkfähigkeits- und Gedächtnistests (Benton, Claeson-Dahl-Verbal Memory). Da wir die inneren Liquorräume global erfaßten, sind eventuelle Korrelationen mit Benton und den von uns verwendeten verbalen Gedächtnistests (W 15, Text) nicht konfirmatorisch sondern deskriptiv zu verstehen.

Ein wichtiges Ziel der vorliegenden Arbeit war die Überprüfung der Hypothesen von Gebhardt et al. (1984). Sie postulierten einen signifikanten Zusammenhang von CT-Dichte im dorsomedialen Kern des Thalamus und der Leistung des "Langzeitgedächtnis" (s. 4.1.2.2).

H 9-12: Die CT-Dichte des dorsomedialen Thalamuskerns korreliert signifikant mit Faktor 4 (verbales Gedächtnis; H9) und den Einzeltests W 15 (H10), Text 1P (H11) und Text D1P (H12).

In 4.2.1.1 "Auswahl der Meßareale" für die Dichtebestimmung wurde ausgeführt, daß bei Schädigungen des dorsomedialen Thalamusgebietes mit seinen Projektionen zum frontalen Kortex nicht nur Gedächtnisfunktionen, sondern auch Wahrnehmung und Denken beeinträchtigt sein können. Entsprechend wäre zu prüfen, ob signifikante Korrelationen von CT-Dichte zu Tests wie Category, TRA B, LPS-U4, U9, U10, sowie zu Faktor 1 nachweisbar sind.

7.2.2 Diskussion der Methodik

Die bisher zu diesem Thema vorgelegten Studien sind nur schwer miteinander vergleichbar, da sehr verschiedene Untersuchungsmethoden angewandt wurden. In der CT-Auswertung stehen visuelle Beurteilungen, lineare und planimetrische Vermessungen neben Liquorvolumetrien. Die neuropsychologischen Untersuchungen wurden zum größeren Teil mit der Halstead-Reitan-Battery und der WAIS durchgeführt, dennoch führt die Auswahl unterschiedlicher Untertests zu Schwierigkeiten im Vergleich der Ergebnisse. Hinzu kommt daß, nur in wenigen Studien eine Kontrollgruppe sowohl neuroradiologisch als auch neuropsychologisch untersucht wurde.

In der vorliegenden Studie wurden einige der international eingeführten Einzeltests aus WAIS und HRB verwandt. Darüber hinaus ließ sich mit der gesamten Testbatterie unter Einschluß des Leistungsprüfsystems die Struktur der neuropsychologischen Defizite faktorenanalytisch abbilden (s. 5.3). Somit sind die Voraussetzungen für eine Vergleichbarkeit vor allem mit den liquorvolumetrischen und densitometrischen Studien gegeben.

7.3 Eigene Ergebnisse

7.3.1 Beziehung von Hirnstruktur und Funktion (Querschnitt)

In der *Kontrollgruppe* fanden sich keine signifikanten Korrelationen zwischen Alter, Liquorräumen, Dichtewerten und Faktoren. Lediglich Category Test und ALV korrelierten signifikant (r=-0,32; p=0,03).

Bei den *Patienten* korrelierte das Alter signifikant mit allen Faktoren und einer Reihe von Einzeltests (s. Tabelle 13). Da sich auch signifikante

Korrelationen zwischen Abstinenzdauer, Höhe der Gamma-GT, psychologischen und CT-Variablen fanden, wurden Alter, Abstinenzdauer und GGT bei den folgenden Berechnungen auspartialisiert:

Hypothese 1 - 4: Keiner der Faktoren korrelierte signifikant mit ALV oder ILV, womit die Hypothesen 1 bis 4 nicht bestätigt werden konnten.

Hypothese 5 - 8: Die äußeren Liquorräume korrelierten mit keinem psychologischen Einzeltest signifikant, womit die Hypothesen 5 und 7 nicht zutrafen. Allerdings wurde zwischen ALV und WLT D1 und D2 das Signifikanzniveau knapp verfehlt ($r=-0,25$; $-0,26$; $p=0,08$). Bei den inneren Liquorräumen fand sich nicht die erwartete Korrelation zu Category- und TRA B (H6 und H8), dagegen eine signifikante Korrelation zu WLT D1 ($r=-0,31$; $p=0,03$).

Hypothese 9 - 12: Die CT-Dichte im dorsomedialen und ventralen Thalamus korrelierte mit keinem Faktor oder Einzeltest in der erwarteten Weise.
Dagegen fanden sich signifikante Korrelationen zwischen der Dichte des dorsomedialen Thalamuskerns und dem LPS-U2 (rechts: $r=0,34$, $p=0,02$ / links: $r=0,39$, $p=0,007$). Die ventrale Thalamusdichte links korrelierte signifikant mit dem Benton F ($r=-0.33$, $p=0.05$).

Zusammengefaßt konnten keine der bezüglich Liquorvolumina, CT-Dichte und psychischen Leistungen erwarteten Ergebnisse bestätigt werden.

7.3.2 Korrelationen der neuropsychologischen Verbesserungen mit den CT-Veränderungen (Längsschnittuntersuchung)

Derzeit sind die Stockholmer und die eigene Studie die einzigen Verlaufsuntersuchungen dieser Art. Eine Ableitung von Hypothesen war aus Gründen unterschiedlicher Meßinstrumente und zeitlicher Überschneidungen nicht möglich. Man könnte allenfalls eine Korrelation der Abnahme der inneren Liquorräume mit Verbesserungen in den nonverbalen Untertests des LPS (U4, U9 und U10), sowie TRA B und WLT erwarten. Im übrigen sind die folgenden Ergebnisse jedoch deskriptiv zu verstehen. Sie dienen der Hypothesengenerierung für eine 1991 bewilligte Verlaufsstudie an weiblichen Alkoholabhängigen.
Alter und Anzahl der Abstinenztage korrelierten nicht signifikant mit Veränderungen der Liquorräume und CT-Dichte, wohl aber mit den Ergebnissen einiger psychologischer Tests (s. Tabelle 13), so daß beide Variablen auspartialisiert wurden.

Einzeltests:
Die Verkleinerung der *ALV* (U2 - U1) korrelierte signifikant mit Verbesserungen in LPS-U4 (r=-0,44; p=0,002), W 15 (r=-0,35; p=0,01), WLT D1 (r=-0,30; p=0,03).
Die Verkleinerung der *ILV* korrelierte signifikant mit der Veränderung der Fehlerzahl im Revisionstest (r=0,29; p=0,05).
Die Zunahme der *CT-Dichte* im dorsomedialen Thalamus (s. 4.2.3.2) korrelierte signifikant mit der Verbesserung im LPS-U4 (rechts: r=0,45; p=0,001; links: r=0,39; p=0,007) und der Fehlerzahl im Benton (rechts: r=-0,28; p=0,05).
Die CT-Dichte im ventralen Thalamusbereich und die Verbesserung der Leistung im LPS-U4 korrelierten signifikant (beidseits: r=0,41; p=0,01). Der Benton-Test (R) korrelierte mit dem linken ventralen Thalamus (r=0,36; p=0,04 / rechts: r=0,12). Die Fehlerzahl (Benton F) korrelierte mit r=-0,39; p=0,03 (links).

Faktoren:
Die Verbesserung im nonverbalen Gedächtnis (Faktor 3) korrelierte signifikant mit der Verringerung der ALV (r=-0,29, p=0,04).
Zusammengefaßt finden sich bedeutsame Korrelationen zwischen Anstieg von Volumen und Dichte des Gehirns und Verbesserungen der psychischen Leistungen v. a. im Bereich der nonverbalen Fähigkeiten (Faktor 3: nonverbales Gedächtnis; LPS-U4: nonverbales Regelerkennen; Benton: nonverbales Gestalterfassen und WLT D1: visuelles Gestalterkennen und Reproduzieren). Am höchsten korrelierte der Dichteanstieg im dorsomedialen Thalamus mit der Verbesserung im Untertest 4 des Leistungsprüfsystems (r=0,45; p=0,001).

7.4 Diskussion der Ergebnisse

7.4.1 Querschnittuntersuchung (U1)

Angesichts der methodischen Unterschiede zwischen den Studien erscheint es nicht erstaunlich, daß zwar eine Reihe signifikanter Einzelkorrelationen beschrieben wurden, diese in neuen Studien jedoch kaum repliziert werden konnten. Als globales Ergebnis der Stockholmer Studie beschreibt Bergman (1987) eine "generell engere Beziehung zwischen psychologischer Leistung und Weite des Ventrikelsystems als mit Zeichen einer äußeren Atrophie". Dies entspricht auch den Resultaten der MRT Studie von Jernigan et al. (1991). Andere Autoren (Graff Radford et al. 1982; Melgaard et al. 1984) fanden jedoch ein Überwiegen der signifikanten Beziehungen kognitiver Tests zur Weite der Sulci.

In der vorliegenden Arbeit wurden integrale Bestimmungen der inneren und äußeren *Liquorvolumina* mit den neuropsychologischen Testergebnissen korreliert. Keine der in 7.2.1 formulierten Hypothesen konnte bestätigt werden. Dies trifft sowohl für die Beziehung von CT-Morphologie und neuropsychologischen Einzeltests, als auch für die Korrelation zu den 4 neuropsychologischen Faktoren zu. Lediglich ein Einzeltest (WLT D1) korrelierte signifikant mit den ILV. Diese Ergebnissse können kaum erstaunen angesichts der Komplexität psychischer Leistungen und der globalen Meßgröße der Liquorräume.

Betrachtet man statt der globalen Liquorvolumina lokalisierte Veränderungen der CT-Dichte, so zeigt sich auch hier nicht die zu U1 erwartete signifikante Korrelation zwischen Dichte im Thalamusbereich und einem der 4 neuropsychologischen Faktoren. Es sei jedoch auf das deutlich höhere Alter der Stichprobe von Gebhardt et al. erinnert. Lediglich zwischen dorsomedialem Thalamuskern und einem verbalen Untertest des LPS (U2) fand sich eine signifikante Korrelation zum ersten Untersuchungszeitpunkt.

Zusammengefaßt korrelieren zum ersten Untersuchungszeitpunkt Größe der Liquorvolumina und neuropsychologische Leistungen nur vereinzelt. In der Literatur beschriebene überzufällige Beziehungen zwischen beiden Befundebenen konnten nicht bestätigt werden, wobei die von uns gewählte globalere Bestimmung der Liquorvolumina eine Rolle spielen könnte.

Insgesamt gilt zumindest vorläufig der Satz von Lishman (1987) weiter: "The results have been to a considerable extent confusing and can best be summarised as disappointing".

7.4.2 Verlauf

Die oben gemachten Einschränkung hinsichtlich der globalen Meßgrössen gelten prinzipiell auch für die im vorliegenden Projekt erstmals durchgeführten kontrollierten Verlaufsuntersuchungen auf der morphologischen und funktionellen Ebene. Dennoch fanden sich hier vermehrt signifikante Ergebnisse: z.B. die Verringerung der äußeren Liquorräume mit einer Verbesserung im Regelerkennen (LPS-U4; r=-0.44), der 15-Wörterliste und dem WLT-D1; auch die Leistungssteigerung im nonverbalen Gedächtnis (Faktor 3) korrelierte signifikant mit der Verringerung der ALV.

Vergleicht man die Veränderungen der psychologischen Leistungen im Zeitverlauf mit den Veränderungen der *CT-Dichte* im gleichen Zeitraum, so findet sich eine Korrelation zwischen der Verbesserung im Regelerkennen (LPS-U4) und dem Dichteanstieg im dorsomedialen Thalamus (r=0,45). Die Reduktion der Fehlerzahl im Benton-Test korreliert mit dem Dichteanstieg im dorsomedialen Thalamus signifikant (r=-0,28). Vergleichbare Korrelationen ergaben sich auch im ventralen Thalamus (LPS-U4: r=0,41).

Der Untertest 4 aus dem Leistungsprüfsystem (nonverbales Regelerkennen, Denkvermögen) taucht am häufigsten auf. Er war relativ schwierig und trennte gut zwischen Gesunden und Patienten: aufgrund der Ergebnisse der Kontrollgruppe wurden die 6 Untertests des LPS nach ihrer Schwierigkeit in eine Rangreihe gebracht (Wegner 1989). Zusammen mit LPS U1+2 (Allgemeinbildung, Rechtschreibung) und U12 (Gestalterfassung von Wörtern) bildet der U4 die Gruppe "LPS-schwer". Er ist somit der einzige LPS-Test, der nonverbale Leistungen mißt und schwierig ist. Dies könnte erklären, warum gerade der LPS-U4 am häufigsten mit der morphologischen Ebene korreliert und die höchsten Koeffizienten aufweist. Abgesehen von der W 15 messen alle signifikant mit der morphologischen Ebene korrelierenden Tests nonverbale Leistungen.

Es wäre verfrüht, die genannten Befunde bei Alkoholabhängigen als Nachweis der von Grünthal (1942) beobachteten kognitiven Leistungsminderungen bei bestimmten thalamischen Schädigungen ("chronisch fortschreitende Demenz") zu werten. Interessant erscheint jedoch, daß nonverbales Regelerkennen nicht nur mit der CT-Dichte des Thalamus korreliert, sondern auch die höchsten Koeffizienten zur Verringerung der äußeren Liquorräume aufweist, was unmittelbar an die thalamischen Projektionen zum Kortex, speziell des Frontalhirns erinnert (Heimann 1963).

Insgesamt deuten die eigenen Resultate darauf hin, daß der Mehrebenenvergleich zeitlicher Veränderungen aussichtsreicher sein könnte als die bisher favorisierte Praxis von Vergleichen im Querschnitt.

7.5 Appendix: Multivariater Mehrebenenvergleich

7.5.1 Methodik

Die bisher dargestellte Auswertung der Studie beschränkt sich nahezu ausschließlich auf univariate Modelle. Lediglich in Einzelfällen wurden kanonische Korrelationen gerechnet, wobei die Zusammenhänge von jeweils 2 Variablenpaaren geprüft wurden (z.B. die Korrelation zwischen Trinkmengen und Abhängigkeitsdauer mit den äußeren und inneren Liquorräumen, s. 3.3.2).

Für den Mehrebenenvergleich der anamnestisch-physiologischen Daten mit den hirnmorphologischen und neuropsychologischen Ergebnissen beschränkten wir uns auf die Patientengruppe zum ersten Untersuchungszeitpunkt. Als multivariates statistisches Verfahren wählten wir die kanonische Korrelationsberechnung nach Hotelling (1935). Sie wird zur Untersuchung von linearen Zusammenhängen zwischen beliebig vielen Variablen zweier Gruppen eingesetzt. Die Grundidee besteht darin, Linearkombinationen (d.h. gewichtete Summen) der eingehenden Variablen innerhalb jeder Gruppe zu bilden, die einen möglichst hohen Zusammenhang mit der entsprechenden Linearkombination aus der anderen Gruppe aufweisen. Dabei werden die einzelnen Variablen jeder Gruppe gemäß ihrem Beitrag für die Gesamtgruppe gewichtet. Die Linearkombinationen werden auch als "kanonische Faktoren" bezeichnet. Ähnlich dem Verfahren zur Faktorenextraktion bei der Faktorenanalyse wird bei der kanonischen Korrelationsanalyse das erste Paar von kanonischen Faktoren aus beiden Variablengruppen als diejenigen Linearkombinationen bestimmt, welche einen möglichst engen statistischen Zusammenhang untereinander aufweisen. Ihre Interkorrelation (die "erste kanonische Korrelation") ist somit maximal. Das zweite Paar von kanonischen Faktoren wird in derselben Weise für die Residuen der eingehenden Variablen gebildet, welche keinen Zusammenhang mit dem zuvor extrahierten ersten Faktorenpaar mehr aufweisen. Dieses Faktorenpaar liefert die zweite kanonische Korrelation, welche kleiner als die erste sein muß. Das Verfahren läßt sich prinzipiell solange fortsetzen, bis die Residuen in einer der Variablengruppen keine Varianz mehr enthalten und die Zahl der Faktorenpaare gleich der Variablenzahl der kleineren Variablengruppe ist. Die ersten extrahierten Faktorenpaare enthalten somit den größten Anteil der gemeinsamen Varianz beider Variablengruppen.

Die Interpretation der kanonischen Korrelationskoeffizienten kann dann schwierig werden, wenn die für multivariate Auswertungen hohen Fallzahlen nicht erreicht werden können, v. a. wenn bei kleinen Fallzahlen zahlreiche Variablen in die Auswertung eingehen. In der vorliegenden Studie wurden insgesamt 49 Patienten untersucht, so daß eine gewisse Vorsicht bei der Interpretation der errechneten kanonischen Korrelationskoeffizienten angebracht erscheint. Die Aussagefähigkeit der Ergebnisse kann jedoch verbessert werden, wenn man bei der Interpretation auf Zusammenhänge mit nicht in der Rechnung vorkommenden Variablen zurückgreifen kann im Sinne einer "Kreuzvalidierung". Dies bot sich in der vorliegenden Studie mit den Ergebnissen der neuropsychologischen Testuntersuchungen an.

Der beschriebene Mehrebenenvergleich wurde in dieser Form bisher in der Alkoholismusforschung noch nicht durchgeführt. Die im folgenden referierten eigenen Ergebnisse können lediglich deskriptiv verstanden werden. Sie dienen der Untermauerung bereits gefundener univariater Zusammenhänge und bilden die Grundlage zu ihrer Überprüfung in einer neuen Studie, die seit 1992 an der Psychiatrischen Universitätsklinik Tübingen an alkoholabhängigen Frauen durchgeführt wird.

7.5.2 Ergebnisse

Die erste Variablengruppe (A) besteht aus klinisch-anamnestischen Daten: Alkoholismusdauer im Sinne der Dauer der Abhängigkeit, Trinkmengen, Dauer der Abstinenzperiode vor der stationären Aufnahme, Vorliegen eines Entzugssyndroms, Selbst- und Fremdbeurteilungsteil des Münchner Alkoholismustests (MALT-S, MALT-F), Gamma-GT und mittlerem Erythrozytenvolumen. Eine zweite Variablengruppe (H) besteht v. a. aus computertomographischen Daten: äußeren und inneren Liquorräumen, Dichte des Thalamus, des frontalen Marklagers und des Nucleus caudatus bds., sowie aus dem "Neurologiescore Kleinhirn".

Die Analyse ergab in der Gruppe der Patienten zum Zeitpunkt der ersten Untersuchung einen deutlichen Zusammenhang der ersten kanonischen Faktoren H1 und A1 in Höhe von r = 0,76. Für die zweiten kanonischen Faktoren H2 und A2 lagen die Werte bei r = 0,60. Am ersten Faktor (H) hatten die Volumenmaße ILV und ALV den entscheidenen Anteil (r = 0,85 bzw. 0,81). Einen wesentlichen Beitrag zu diesem Faktor leistete auch der Kleinhirn-Score (r = 0,77). Dagegen korrelierten die Dichtewerte schwach negativ. Auch beim zweiten H-Faktor überwog der Einfluß der Liquorvolumenwerte (s. Abb. 4). Die Umkehrung des Vorzeichens beim äußeren Liquorvolumen läßt sich dahingehend interpretieren, daß H1 das Gesamtvolumen abbildet, während H2 eher das Verhältnis der Volumina zueinander enthält. Die Dichtewerte luden auch bei H2

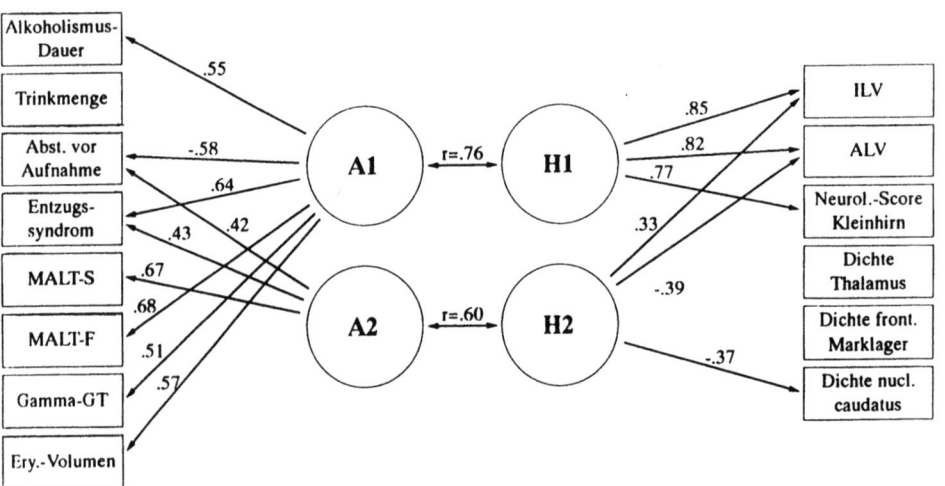

Abb. 4. Pfaddiagramm der kanonischen Korrelationsberechnungen

negativ. Auf der Seite der "A-Variablen" ließ sich der erste Faktor nicht klar markieren, lediglich die Variablen "Trinkmenge" und "MALT-S" spielten definitiv keine Rolle. Beim Faktor A2 dominierten "MALT-S", "Entzugssyndrom" und die "Trockentage" (Abstinenzperiode vor der Aufnahme). Die Wechselbeziehungen wurden in einem Pfaddiagramm (s. Abb. 4) dargestellt. Korrelationen, deren Betrag den Wert von 0.3 nicht überschritt, wurden weggelassen.

Die beschriebenen Zusammenhänge bestätigen im wesentlichen die signifikanten Korrelationen, die auch bei univariater Betrachtung feststellbar waren. Dies gilt z.B. für die Bedeutung der Abstinenzperiode vor der Aufnahme, für das Vorliegen eines Entzugssyndroms, die Höhe von Gamma-GT und Erythrozytenvolumen, sowie für den Fremdbeurteilungsteil des Münchner Alkoholismustests, in dem vor allem der Grad der körperlichen Beeinträchtigung beurteilt wird.

Den Trinkmengen scheint auch bei multivariater Auswertung keine besondere Bedeutung zuzukommen. Dies könnte an einer nicht hinreichend validen und reliablen Erfassung liegen. Wie in 2.4.2 ausgeführt, haben wir jedoch empirische Belege dafür, daß die Erfassung der Trinkmengen im vorliegenden Fall reliabel war. Eine zweite Erklärung könnte in einer zu geringen Varianz der Trinkmengen liegen. Diese Erklärung scheidet jedoch aus, wenn man sich nochmals die Verteilung der Trinkangaben vor Augen führt (s. 2.3.3). Schließlich könnten die Trinkmengen insgesamt unter einer Schwelle gelegen haben, die für eine stärkere Schädigung erst relevant wird. Am wahrscheinlichsten erscheint die Interpretation, wonach der Höhe der Trinkmengen nur eine nachgeordnete Bedeutung zukommt. Insoweit sprechen unsere sowohl univariat wie auch multivariat ermittelten Ergebnisse den Mitteilungen anderer Autoren (s. 3.1.3.1).

Der Dauer der Abhängigkeit scheint dagegen eine größere Bedeutung zuzukommen. Dies deutete sich bereits in den univariaten Auswertungen an und steht in Einklang mit den Angaben mehrerer Autoren (s. 3.1.3.2). In diesem Zusammenhang muß auch der Altersfaktor diskutiert werden. Die multivariate Berechnung der kanonischen Korrelationskoeffizienten wurde zweimal durchgeführt: zunächst unter Nichtberücksichtigung des Altersfaktors, wie oben dargestellt; eine zweite parallele Auswertung erfolgte nach Auspartialisierung des Alters in allen relevanten Einzelvariablen (z.B. bei der Abhängigkeitsdauer, bei den CT-Variablen usw.). Beim Vergleich beider Auswertungen zeigten sich keine wesentlichen Unterschiede in der Struktur der Zusammenhänge. Dies spricht unter anderem dafür, daß der Dauer der Abhängigkeit auch unabhängig vom Lebensalter eine Bedeutung für die Ausbildung gewisser Beeinträchtigungen und Schädigungen zukommt.

7.5.3 Zusammenhang mit den neuropsychologischen Leistungen und Interpretation

Zur Interpretation des Pfadmodelles (Abb. 4) erscheint eine Beschreibung bzw. Zuordnung der A- und H-Faktoren sinnvoll. Aufgrund der eingegangenen Einzelvariablen liegt es nahe, die A-Faktoren zum Bereich "Alkohol, Alkoholbelastung und Alkoholanamnese" zusammenzufassen. Die H-Faktoren beschreiben Hirnmorphologie und Kleinhirnscore. Zur externen Validierung der kanonischen Faktoren wurden Einzelkorrelationen mit den Ergebnissen der neuropsychologischen Testbatterie berechnet. Auffällige (und signifikante) Korrelationen zeigten sich zwischen dem Faktor H1 und folgenden Variablen:

- LPS U4, einem relativ schweren nonverbalen Testteil ($r = -0{,}37$)
- LPS U10 ($r = -0{,}38$)
- Trailmaking-Test B ($r = -0{,}41$)
- WLT ($r = -0{,}48$)
- Gesamtwert des Revisionstests ($r = -0{,}32$)
- "steadiness" aus der motorischen Leistungsserie; Fehlerzahl: $r = 0{,}40$, Fehlerdauer: $r = 0{,}35$
- Liniennachfahren aus der motorischen Leistungsserie; Fehlerzahl: $r = 0{,}56$, Fehlerdauer: $r = 0{,}41$

Die Interkorrelationen der genannten Variablen mit dem Faktor A1 liegen in der Regel in derselben Größenordnung. Lediglich die LPS-Untertests zeigen keine Beziehung zu A1.

Beim Faktorenpaar H2-A2 weist der Faktor A2 die besser interpretierbaren Beziehungen auf. Deutliche Bezüge finden sich zu folgenden Variablen:

- dem Benton-Test, richtige Antworten: $r = -0{,}34$, falsche Antworten: $r = 0{,}45$;
- der Gesamtdauer beim Liniennachfahren der motorischen Leistungsserie: $r = 0{,}45$.

Zusammenfassend bestätigt die multivariate Betrachtungsweise mittels kanonischer Korrelationsberechnungen die Gültigkeit der univariat ermittelten Zusammenhänge. Insbesondere zeigen sich Zusammenhänge zwischen Alkoholexposition und Gehirnmorphologie. Beide Bereiche korrelieren ihrerseits mit bestimmten neuropsychologischen Leistungen, vor allem den nonverbalen und visuomotorischen Fähigkeiten. Somit können Literaturangaben bestätigt werden, wonach zunächst v. a. nonverbale Fähigkeiten durch Alkohol beeinträchtigt werden (s. 5.1.2). Weitergehende Interpretationsversuche verbieten sich angesichts der Fallzahl ($N = 49$). Es bleibt abzuwarten, ob die aus der explorativen Datenanalyse gewonnenen Hypothesen inferenzstatisch im Rahmen unserer Verlaufsstudie über 5 Jahre bestätigt werden können.

8 Bedeutung der Ergebnisse für die pathogenetischen Hypothesen

In Science erschienen 1978 zwei Artikel in denen Hypothesen zur abstinenzbedingten Reversibilität der Hirnatrophie bei Alkoholabhängigen formuliert wurden. Rehydratation (Carlen et al. 1978) und Regeneration (Riley u. Walker 1978) werden auch heute noch als pathophysiologische Basis der beobachteten Phänomene diskutiert. Neu hinzugekommen sind Überlegungen zur Bedeutung erhöhter Kortikosteroidspiegel. Alle 3 Hypothesen sollen im folgenden zusammenfassend betrachtet werden. Die eigenen Ergebnisse erlauben lediglich Aussagen zur Rehydratationshypothese.

8.1 Rehydratationshypothese

Carlen et al. (1978) konnten erstmals die Rückbildung der Hirnatrophie bei 4 von 8 untersuchten Alkoholikern nachweisen. Zur Erklärung dieser Volumenverschiebungen postulierten sie eine Rehydratation des Hirngewebes (vgl. Kap. 1). Danach kommt es unter chronischer Alkoholzufuhr zu einer Dehydratation, was mit einer verminderten Ausschüttung des antidiuretischen Hormons (ADH) zusammenhängen könnte. Unter Abstinenzbedingunen erfolgt - möglicherweise mit einer überschiessenden Freisetzung von ADH - eine Wiedereinlagerung von Wasser ins Gewebe. Dies führt zu einem Volumenzuwachs und erklärt die CT-Befunde bei Alkoholikern. Trabert et al. (1987) konnten zeigen, daß es bei massiver Wassereinlagerung ins Hirnparenchym zu deutlichen Verringerungen der Liquorräume kommt.

Besson et al. (1981) nutzten als erste die Möglichkeiten der Kernspintomographie zur Aufklärung dieses Problems. Die Relaxationszeiten T1 und T2 sind eine Funktion des Wassergehaltes im Gewebe. Sie müßten bei vermehrter Wassereinlagerung ansteigen. Dies konnten die Autoren durch Bestimmung der T1 Zeiten an 9 Alkoholikern nachweisen. Andere fanden allerdings genau entgegengesetzte Ergebnisse (Smith et al. 1985, 1988). Insgesamt konnten massive Bedenken hinsichtlich der Reliabilität von T1-Messungen bisher nicht ausgeräumt werden (Zipursky et al. 1989).

In der vorliegenden Studie wurden daher mit einem sehr aufwendigen Verfahren (CPMG-Sequenz, s. 4.1.2.3) die T2-Zeiten gemessen (Nägele 1989). Die Reliabilität dieser Methode ist gut (Schroth et al. 1987). Trotz eindeutiger Vergrößerung des Gehirnvolumens blieb die im Sinne der Hypothese zu erwartende Verlängerung der T2-Zeiten jedoch aus.

Gegen die Rehydratationshypothese sprechen auch Befunde von Claus et al. (1987). Bei 30 Alkoholikern fanden sie in einem Zeitraum von 10 Tagen keine CT-Veränderungen, obwohl sich der Wasserhaushalt eindeutig normalisiert hatte. Harper et al. (1988) untersuchten den Wassergehalt des Hirngewebes bei 24 Alkoholikern und 26 Kontrollen post mortem. Sie faßten die Ergebnisse im Titel ihrer Arbeit zusammen: "Brain shrinkage in alcoholics is not caused by changes in hydration".

Schließlich müßte aufgrund experimenteller Befunde eine Dehydratation des Gehirns mit einem Anstieg der CT-Dichte einhergehen (Mellanby u. Reveley 1982; Cascino et al. 1983; Albright u. Latchaw 1985), während ein vermehrter Wassergehalt zu einem Abfall der CT-Dichte führt (Trabert et al. 1987). Unser Befund einer gleichbleibenden bzw. im Thalamusbereich sogar ansteigenden CT-Dichte unter Abstinenz steht somit in Widerspruch zu einer Rehydratation.

Zusammengefaßt konnten wir in der vorliegenden Studie unabhängig voneinander 2 Befunde erheben (MR-Relaxationszeiten, CT-Dichte), die in Einklang mit Claus et al. (1987) und Harper et al. (1988) gegen die Rehydratationshypothese sprechen.

8.2 Regenerationshypothese

Zur Alternativhypothese einer Regeneration des Neuropils können aus verständlichen Gründen keine Daten aus Humanuntersuchungen vorgelegt werden. Umso wichtiger erscheint die ausführliche Darstellung der neuropathologischen Literatur zur Hirnatrophie bei Alkoholikern und der tierexperimentellen Verlaufsstudien (vgl. 3.1 und 4.1).

Die Kleinhirnrindenatrophie des Alkoholikers wurde relativ früh beschrieben und von den führenden Neuropathologen anerkannt. Nach neueren Untersuchungen findet sie sich je nach Stichprobe bei 20 - 40 % der Alkoholpatienten (Torvik et al. 1982; Peiffer 1989). Im Bereich des Großhirns lag das Hauptaugenmerk der Forschungen auf zentralen Veränderungen v. a. der Mamillarkörper, des Thalamus, der Region rund um den Aquädukt und des Tegmentums. Hier fand sich das neuropathologische Korrelat des klinischen Wernicke-Korsakow-Syndroms (Victor et al. 1959, 1971; Colmant 1965). Die Großhirnrindenatrophie des Alkoholikers war dagegen lange umstritten (s. 3.1.1). Sie konnte erst in den letzten Jahren eindeutig nachgewiesen werden (Ferrer et al. 1986; Harper et al. 1987).

Zur Reversibilität der Veränderungen liegt eine Reihe tierexperimenteller Befunde vor. So konnte eine Reduktion der Proteinsynthese unter Alkoholeinfluß gezeigt werden. Sie war nach Wegfall der Alkoholgabe reversibel. Mehrere Autoren fanden eine verringerte Anzahl von Purkinje-Zellen, die 90 Tage nach Beendigung der Alkoholfütterung im Vergleich zu Kontrollen nicht mehr nachweisbar war. Auch die signifikante Reduktion basaler Dendriten von Pyramidenzellen im Hippocampus von Ratten war nach 2monatiger Abstinenz reversibel. Schließlich könnte auch die läsionsinduzierte Hemmung neuroplastischer Regenerationsvorgänge unter Alkoholgabe und ihre volle Restitution nach Wegfall der Alkoholgabe im Sinne von Regenerationsvorgängen verstanden werden (s. 4.1.1).

Aus neuropathologischer Sicht wurde der heutige Kenntnisstand wie folgt formuliert: "Zu voreilig wurde früher der Begriff einer Klein- oder Großhirnatrophie mit einer Irreversibilität verbunden, weil nur die Verminderung der Nervenzellzahl im Blickfeld stand, andererseits die mangelnde Regenerationsfähigkeit der Nervenzellperikarya seit langem bekannt war. Atrophie bedeutet aber im Sinne der allgemeinen Pathologie keineswegs nur Untergang der Zellen, schließt vielmehr durchaus funktionelle und morphologische Reversibilität ein, denkt man nur an die Inaktivitätsatrophie der Muskulatur. Diese Dynamik betrifft am Gehirn überwiegend das Neuropil, also das Flechtwerk der Dendriten und Axonen sowie der Gliazellen, ..." (Peiffer 1989).

8.3 Die pathogenetische Bedeutung von Kortikosteroiden

Langzeiteinnahme von Kortikoiden führt zu inneren und äußeren Hirnatrophien, die dosisabhängig und nach Absetzen der Medikation zumindest teilweise reversibel sind (Bentson et al. 1978). Zytotoxische Wirkungen von Glukokortikoiden werden diskutiert (Sapolsky u. Pulsinelli 1985). Bei der Anorexia nervosa bestehen erhöhte Cortisolspiegel (Pahl et al. 1985), innere und äußere Atrophien wurden nachgewiesen (Kohlmeyer et al. 1983). Nach Besserung des Eßverhaltens bilden sich die erweiterten Liquorräume zurück (Heinz et al. 1977; Krieg et al. 1988). Signifikante Korrelationen zwischen Atrophie und Plasmacortisolspiegel konnten für die Anorexie (Krieg et al. 1986) und Depression nachgewiesen werden (Schlegel et al. 1989).

Somit könnte die gemeinsame pathophysiologische Basis für die Erweiterung von Liquorräumen auch bei Alkoholabhängigen in der Erhöhung von Cortisolspiegeln vermutet werden. Claus et al. (1987) gingen dieser Frage nach. Sie fanden bei 30 Patienten keine Zusammenhänge zwischen Ausmaß der Hirnatrophie und Kortikosteroiden. Die Validität von Cortisolbestimmungen im 24-h-Urin muß allerdings kritisch diskutiert werden, was auch bei einigen der folgenden Studien zu beachten ist.

Bislang ist unklar, ob Alkoholiker in ihren Trinkphasen eindeutig erhöhte Cortisolspiegel aufweisen. Während Kissin et al. (1960) im 24-h-Urin von chronischen Patienten höhere 17-Hydroxycorticoidspiegel fanden als bei abstinenten Alkoholikern und Gesunden, erbrachte der Versuch einer Replikation genau entgegengesetzte Resultate. "Aktive Alkoholiker" hatten niedrigere Werte als Kontrollen und Abstinente (Markgraf et al. 1967). Die Autoren konnten auch zeigen, daß die Halbwertszeit von injiziertem Cortisol (100 mg) bei Patienten größer war als bei Gesunden. Trinkversuche ergaben bei Alkoholikern leicht erhöhte Serumcortisolwerte. Bei Entzugserscheinungen war Cortisol deutlich erhöht (Mendelson u. Stein 1966; Koalick u. Kemper 1989; Adinoff et al. 1991)

Heuser et al. (1988) konnten zeigen, daß dieser Effekt wahrscheinlich auf einer zentralen, suprahypophysären Störung beruht, wie dies auch für die Depression nachgewiesen wurde (Holsboer et al. 1986). Erhöhte Plasmacortisolwerte liegen auch bei vereinzelt beschriebenen alkoholinduzierten Pseudo-Cushing-Syndromen vor (Lamberts et al. 1979).

Insgesamt scheint gesichert, daß es im Alkoholentzug zu erhöhten Cortisolspiegeln kommt. Ob dies auch für Phasen regelmäßigen Alkoholkonsums gilt, bleibt angesichts geringer Fallzahlen und methodischer Probleme in den bisherigen Studien offen. Die Ergebnisse von Claus et al. (1987, s. oben) sprechen gegen eine überragende Bedeutung des Cortisols in der Pathogenese der Hirnatrophie von Alkoholikern. Die im Entzug erhöhten Wirkspiegel müßten vorübergehend sogar zu einer Verstärkung der Hirnatrophie beitragen. Diese Vorstellung läßt sich nur schwer mit der auch in der vorliegenden Studie nachgewiesenen raschen Rückbildungsfähigkeit der Hirnatrophie bei Alkoholabhängigen in Einklang bringen.

Zusammengefaßt erscheint die toxische Schädigung des Neuropils zur Erklärung der Hirnatrophie bei Alkoholikern am plausibelsten. Eine partielle Regeneration unter Alkoholabstinenz ist denkbar. Sie könnte die morphologische Basis für die parallele Verbesserung der psychischen Leistungen bilden.

9 Zusammenfassung

Die vorliegende Monographie gibt einen Überblick über Epidemiologie, Diagnostik und Therapie der Alkoholabhängigkeit einschließlich der Behandlungsevaluation. Der gegenwärtige Stand der Forschung wird ausführlich für die Bereiche Hirnmorphologie (Neuropathologie und bildgebende Verfahren) und Hirnfunktion (Neuropsychologie) referiert.

Die neurobiologische Alkoholismusforschung der letzten Jahre hat eine Reihe neuer Erkenntnisse erbracht. Verglichen mit Gesunden weisen Alkoholabhängige kognitive Defizite und vergrößerte Liquorräume, d.h. kleinere Gehirnvolumina auf. Unter Abstinenzbedingungen werden Verbesserungen der kognitiven Leistungen und eine Wiederentfaltung des Gehirns beobachtet. Zur Erklärung dieser Befunde wurden 2 Hypothesen formuliert. Nach Carlen et al. (1978) kommt es unter Alkoholeinfluß zu einer Dehydratation und Schrumpfung des Hirngewebes. Unter Abstinenzbedingungen postulieren die Autoren eine Rehydratation mit Volumenzunahme ("Rehydratationshypothese"). Riley und Walker (1978) nehmen dagegen eine alkoholtoxische Schädigung des Neuropils an. In der Abstinenz halten sie eine erneute Dendritenaussprossung und Rearborisierung für möglich ("Regenerationshypothese").

Die Alkoholabhängigkeit eignet sich als neurobiologisches Modell zur Untersuchung grundlegender Zusammenhänge zwischen Hirnstruktur und Hirnfunktion. Sie erlaubt das Studium zerebraler Abbauprozesse und damit verbundener Leistungseinbußen und Verhaltensänderungen. Unter Abstinenzbedingungen können Regenerations- und Restitutionsvorgänge gemessen und Einblicke in die Plastizität des menschlichen Gehirns gewonnen werden. Dieser Mehrebenenansatz wurde in einer eigenen, prospektiven Verlaufsstudie genützt. Das Ausmaß der funktionellen und morphologischen Schädigungen von Alkoholabhängigen wurde vor und nach einer kontrollierten Abstinenzphase erfaßt, miteinander in Beziehung gesetzt und mit ebenfalls zu zwei Zeitpunkten untersuchten gesunden Kontrollpersonen verglichen. Damit konnten erstmals Korrelationen der zeitlichen Veränderungen beider Befundebenen berechnet werden. Die Rehydratationshypothese wurde in zwei unabhängigen Ansätzen experimentell überprüft.

Die Studie wurde in einer Spezialstation zur gemeindenahen Entwöhnung für Alkoholabhängige durchgeführt. Die Behandlung besteht aus einem 6wöchigen stationären Programm mit Schwerpunkt auf Gruppentherapie, Informationsvermittlung und Angehörigenarbeit. Anschließend erfolgt eine ambulante Weiterbetreuung der Gruppen über 12 Monate. Für die Studie wurden 49 alkoholabhängige Männer nach Zufallskriterien ausgewählt und mit 49 bezüglich Alter und Ausbildung parallelisierten gesunden Kontrollpersonen verglichen. Die Meßzeitpunkte lagen am Beginn (U1) und Ende der 6wöchigen stationären Behandlung (U2), sowie nach 6 Monaten (U3) und nach 3 Jahren (U4).

Die psychischen Leistungen wurden mittels einer psychologischen Testbatterie untersucht. Sie erfaßte die Bereiche Intelligenz, Wahrnehmung, Orientierung, Aufmerksamkeit, Abstraktionsvermögen, kognitive Flexibilität, Gedächtnis und visuomotorische Koordination. Die computer- und kernspintomographischen Aufnahmen erfolgten nach einem prospektiven Protokoll, das vergleichbare Bedingungen gewährleistete.

Im Vergleich zu den gesunden Kontrollen zeigten die Patienten zu U1 schlechtere Leistungen in 4 psychologischen Faktoren. In den "komplexen kognitiven Fähigkeiten" und der "visuomotorischen Koordination" waren die Leistungen der Patienten signifikant schlechter als die der Kontrollen."Nonverbales-" und "verbales Gedächtnis" unterschieden sich dagegen nicht signifikant. Die psychischen Leistungen korrelierten nicht mit Trinkmengen, Dauer der Abhängigkeit oder Depressivität.

Zum ersten Meßzeitpunkt wiesen die Patienten signifikant größere äußere und innere Liquorräume auf als die Gesunden. Die durchschnittlichen Trinkmengen korrelierten nicht signifikant mit den Liquorvolumina. Dauer der Abhängigkeit und äußere Liquorräume korrelierten nach Auspartialisierung des Alters signifikant, so daß insgesamt von einer schwachen Dosis-Wirkungs-Beziehung gesprochen werden kann.

Im zeitlichen Verlauf verbesserten sich die Alkoholabhängigen in den "komplexen kognitiven Fähigkeiten" und den "visuomotorischen Leistungen" deutlicher als die Gesunden, was auf die Einhaltung einer strikten Alkoholabstinenz zurückgeführt werden muß. Innere und äußere Liquorräume verkleinerten sich signifikant. Dieses Ergebnis spricht zusammen mit der signifikanten (negativen) Korrelation zwischen den abstinenten Tagen vor der Erstuntersuchung und der Größe der Liquorräume gegen prämorbid vorhandene zerebral-organische Auffälligkeiten. Die Verbesserung des nonverbalen Gedächtnisses korrelierte signifikant mit einer Verringerung der äußeren Liquorräume. Daneben fanden sich signifikante Korrelationen zwischen den Verbesserungen verschiedener Einzeltests und den äußeren Liquorräumen, hervorzuheben ist das nonverbale Regelerkennen.

Erstmals wurde die Veränderung der CT-Dichtewerte in definierten Hirnarealen im Zeitverlauf untersucht und mit der Veränderung psychologischer Leistungen korreliert. Es fand sich eine signifikante Zunahme der CT-Dichte im dorsomedialen Thalamusbereich. Sie korrelierte mit der Verbesserung nonverbaler Fähigkeiten. Signifikante Korrelationen zeigten sich auch zwischen den nonverbalen Leistungen und der CT-Dichte im ventralen Thalamus. Im Sinne der Rehydratationshypothese wurde eine Abnahme der CT-Dichte erwartet, was nicht bestätigt werden konnte.

An einer Gruppe von 9 Patienten wurde eine Berechnung der Liquorvolumina mittels Magnetresonanztomographie vorgenommen. Sie bestätigte eine signifikante Abnahme der äußeren und inneren Liquorvolumina im Zeitverlauf. Gleichzeitig veränderten sich die T2-Relaxationszeiten nicht, was gegen eine vermehrte Wassereinlagerung ins Hirnparenchym spricht. Somit kann die Rehydratationshypothese aufgrund der CT-Dichtemessungen und der MRT-Ergebnisse zurückgewiesen werden.

Nachuntersuchungen nach 6 Monaten und 3 Jahren belegten den Erfolg der Behandlung. Die Mehrzahl der Patienten lebten abstinent (77% bzw. 56%).

Zusammengefaßt stellt sich der heutige Kenntnisstand wie folgt dar:
Hirnschädigungen bei Alkoholabhängigen erfaßen kortikale und subkortikale Strukturen. Neben einem irreversiblen Untergang von Nervenzellen treten partielle Schädigungen im Sinne einer Reduktion von Dendriten und Dendritendornen auf. In Einklang mit den neuropathologischen Grundlagenuntersuchungen konnte mittels bildgebender Verfahren gezeigt werden, daß Alkoholabhängige im Vergleich zu gesunden Kontrollen verringerte Gehirnvolumina aufweisen. Neben diesen morphologischen Auffälligkeiten lassen sich kognitive Defizite nachweisen. Unter Abstinenzbedingungen werden Verbesserungen der psychischen Leistungen über die Zeit beobachtet. Sie korrelieren signifikant mit einer Zunahme des Hirnvolumens, was wir erstmals im Vergleich mit einer geeigneten Kontrollgruppe in einem prospektiven Untersuchungsansatz zeigen konnten. Die Hypothese einer vermehrten Wassereinlagerung in der Abstinenz wurde durch die Messung von CT- Dichtewerten und MRT-Relaxationszeiten widerlegt. Tierexperimentelle Befunde deuten darauf hin, daß es unter Abstinenzbedingungen zu Rearborisierungen und erneuten Dendritenaussprossungen kommen kann. Somit könnten plastische Vorgänge im Gehirn abstinenter Alkoholiker das morphologische Korrelat ihrer funktionellen Verbesserungen sein.

Literatur

Abel Mathias (1992) Die Reliabilität trinkanamnestischer Angaben von Alkoholabhängigen. Inauguraldissertation Fak. Klin. Med. Universität Tübingen
Acker C (1986) Neuropsychological deficits in alcoholics, The relative contributions of gender and drinking history. Br J Addict 81:395-403
Acker C, Acker WL, Shaw GK (1984) Assessment of cognitive function in alcoholics by computer, a control study. Alc Alcoholism 19:223-233
Acker C, Jacobson RR, Lishman WA (1987) Memory and ventricular size in alcoholics. Psychol Med 17:343-348
Acker W, Aps EJ, Majumdar SK, Shaw GK, Thomson AD (1982) The relationship between brain and liver damage in chronic alcoholic patients. J Neurol Neurosurg Psychiatry 45:984-987
Acker W, Ron MA, Lishman WA, Shaw GK (1984) A multivariate analysis of psychological, clinical and CT scanning measures in detoxified chronic alcoholics. Br J Addict 79:293-301
Adinoff B, Risher-Flowers D, De Jong J, Ravitz B, Bone G, Nutt D, Roehrich L, Martin P, Linnoila M (1991) Disturbances of hypothalamic-pituitary-adrenal axis functioning during ethanol withdrawal in six men. Am J Psychiatry 148:1023-1025
Agnoli AL, Tzavara N, Reisig L (1980) Computertomographische Befunde bei Alkoholismus. Fortschr Röntgenstr 132:565-572
Akiguchi I, Ino T, Nabatame H, Udaka F, Matasubayashi K, Fukuyama H, Kameyama H (1987) Acute-onset amnestic syndrom with localized infarct on the dominant side. Comparison between anteromedial thalamic lesion and posterior cerebral artery territory lesion. Jpn J Med 261:15-20
Albright AL, Latchaw RE (1985) Effects of osmotic and oncodiuretic therapy on CT-brain density and intracranial pressure. Act Neurochir 78:119-122
American Psychiatric Association (1980) Diagnostic and Statistical Manual of Mental Disorders DSM-III. (Third Edition) Washington DC
American Psychiatric Association (1987) Diagnostic and Statistical Manual of Mental Disorders DSM-III-R. (Third Edition Revised) Washington DC
Armor DJ, Polich JM, Stambul HB (1976) Alcoholism and treatment. The Rand Corporation, Santa Monica (Rand Report 1)
Army Individual Test Battery (1983). In: Lezak MD (ed) Neuropsychological assessment. Oxford University Press, Oxford

Artmann H, Gall MV, Hacker H, Herrlich J (1981) Reversible enlargement of cerebral spinal fluid spaces in chronic alcoholics. Am J Neuroradiol 2:23-27

Asendorpf J, Wallbott HG (1979) Maße der Übereinstimmung. Z Sozialpsychol 10:243-252

Athen D, Schranner B (1980) Zur Häufigkeit von Alkoholikern im Krankengut einer Medizinischen Klinik. (Vortrag a.d. 4.Wiss.Symposium der Deutschen Hauptstelle gegen Suchtgefahren, Tutzing)

Auerbach P, Melchertsen K (1981) Zur Häufigkeit des Alkoholismus stationär behandelter Patienten aus Lübeck. Schlesw-Holst Ärztebl 5:223-227

Babor TF, Stephens RS, Marlatt GA (1987) Verbal report methods in clinical research on alcoholism: Response bias and its minimization. J Stud Alc 48:410-424

Bauer-Moffett C, Altman J (1975) Ethanol induced reductions in cerebellar growth of infant rats. Expl Neurol 48:378-382

Bauer-Moffett C, Altman J (1977) The effects of ethanol chronically administered to preweanling rats on cerebellar development A morphological study. Brain Res 119:249-268

Beck AT, Ward CH, Mendelson M, Mock J, Erbaugh J (1961) An inventory for measuring depression. Arch Gen Psychiatry 4:561-571

Becker J, Butters N, Hermann A (1983) A comparison of the effects of long-term abuse and aging on the performance of verbal and nonverbal devided attention tasks alcoholism. Clin Exp Res 7 2:213-219

Begleiter H, Porjesz B, Tenner M (1980) Neuroradiological and neurophysiological evidence of brain deficits in chronic alcoholics. Acta Psychiatr Scand 62,286:3-13 (Suppl)

Benton AL (1972) Benton-Test. Huber, Bern

Bentson AL, Reza M, Winter J, Wilson G, (1978) Steroids and apparent cerebral atrophy on computed tomography scans. J Comput Assist Tomogr 2:16-23

Berglund M, Bliding G, Bliding A, Risberg J (1980) Reversibility of cerebral dysfunction in alcoholism during the first seven weeks of abstinence - a regional cerebral blood flow study. Acta Med Scand 286:119-127

Berglund M, Hagstadius S, Risberg J, Johanson TM, Bliding A, Mubrin Z (1987) Normalization of regional cerebral blood flow in alcoholics during the first 7 weeks of abstinence. Acta Psychiat Scand 75:202-208

Bergman H (1985) Cognitive deficits and morphological cerebral changes in a random sample of social drinkers. In: Galanter M (ed) Recent developments in alcoholism, vol 3: Plenum Press, New York, pp 265-276

Bergman H (1987) Brain dysfunction related to alcoholism. Some results from the KARTAD project. In: Parsons O, Butters N, Nathan P (eds) Neuropsychology of alcoholism. Guildford, New York, pp 21-43

Bergman H, Borg S, Hindmarsh T, Idestroem C-M, Muetzel S (1980) Computed tomography of the brain and neuropsychological assessment of male alcoholic patients and a random sample from the general male population. Acta Psychiatr Scand 62 (Suppl) 286:77-88

Berndt MW, Mulford J, Taylor C, Smith B (1982) Comparison of questionnaire and laboratory tests in the detection of excessive drinking and alcoholism. Lancet 1:325-332

Berndt MW, Mumford J, Murray RM (1984) Can accurate drinking histories be obtained from psychiatric patients by a nurse conductiong screening interviews? Brit J Addict 79: 201-206

Berner P (1977) Psychiatrische Systematik: Ein Lehrbuch Unter Mitarbeit von Kryspin-Exner K. Huber, Bern Stuttgart Wien

Besson JAO, Glen AIM, Foreman EI, MacDonald A, Smith FW, Hutchinson JMS, Mallard JR, Ashcroft GW (1981) Nuclear magnetic resonance observations in alcoholic cerebral disorder and the role of vasopressin. Lancet 84:923-924

Blakley PM, Federoff S (1985) Effects of prenatal alcohol exposure on neural cells in mice. Int J Dev Neurosci 3:69-76

Bleuler E (1916) Lehrbuch der Psychiatrie. Springer, Berlin

Böning J, Milech U (1987) Leistungspsychologische Restitutionsdynamik in der Abstinenzphase alkoholkranker Männer mit und ohne Delir. Suchtgefahren 33:165-176

Brandt J, Butters N, Ryan C, Bayog R (1983) Cognitive loss and recovery in long-term alcohol abuseres. Arch Gen Psychiatry 40:435-442

Brewer C, Perret L (1971) Brain damage due to alcohol consumption an air encephalographic psychometric and electroencephalographic study. Br J Addict 66:170-182

Brickenkamp R (1962) Test d2, Aufmerksamkeits-Belastungstest. Hogrefe Göttingen

Bryan K, Whishaw JQ (1985) Fundamentals of human neuropsychology. New York

Butters N, Cermak LS, Montgomery K, Adinolfi A (1977) Some comparisons of the memory and visuoperceptive deficits of chronic alcoholics and patients with Korsakoff's disease. Alcoholism. Clin Exp Res 1:73-80

Butters N, Parsons O, Nathan P (1987) Research directions: the next decade. In: Parsons O, Butters N, Nathan P (eds) Neuropsychology of alcoholism. Guilford, New York, pp 392-403

Cala LA, Jones B, Mastaglia FL, Wiley B (1978) Brain atrophy and intellectual impairment in heavy drinkers - a clinical psychometric and computerized tomography study. Aust N Z J Med 8:147-153

Cala LA, Mastaglia FL (1981) Computerized tomography in chronic alcoholics. Alcoholism. Clin Exp Res 5 2:283-294

Cala LA, Jones B, Burns P, Davis RE, Stenhouse N, Mastaglia FL (1983) Results of computerized tomography psychometric testing and dietary studies in social drinkers with emphasis on reversibility after abstinence. Med J Aust 2:264-269

Cala LA (1985) CT demonstration of the early effects of alcohol on the brain. In: Galanter M (ed) Recent developments in alcoholism, vol 2. pp 253-264

Carlen PL, Wortzman G, Holgate RC, Wilkinson DA, Rankin JG (1978) Reversible cerebral atrophy in recently abstinent chronic alcoholics measured by computed tomography scans. Science 200 2:1076-1078

Carlen PL, Wilkinson DA, Wortzman G, Holgate R, Cordingley J, Lee MA, Huszar L, Moddel G, Singh R, Kiraly L, Rankin JG (1981) Cerebral atrophy and functional deficits in alcoholics without clinically apparent liver disease. Neurology 31:377-385

Carlen PL, Penn RD, Fornazzari L, Bennett J, Wortzman G, Wilkinson DA (1986) Computerized tomographic scan assessment of alcoholic brain damage and its potential reversibility. Alcoholism: Clin Exp Res 10 3:226-232

Carlsson C, Claeson L-E, Petterson L (1973) Psychometric signs of cerebral dysfunction in alcoholics. Br J Addict 68:83-86

Carlsson C, Claeson LE, Karlsson KI (1979) Clinical, psychometric and radiological signs of brain damage in chronic alcoholism. Acta Neurol Scand 60:85-92

Carmichael EA, Stern RO (1931) Korsakoff syndrome: its histopathology. Brain 54:189-213

Cascino T, Baglivo J, Conti J, Szewczykowski J, Posner JB, Rottenberg DA (1983) Quantitative CT assessment of furosemide and mannitol induced changes in brain water content. Neurology 33:898-903

Choi D, Sudarsky L, Schachter St, Biber M, Burke P (1983) Medial thalamic hemorrhage with amnesia. Arch Neurol 40:611-613

Claus D, Wille HJ, Neundoerfer B, Gmelin E (1987) Ist eine Zunahme des Hirnvolumens abstinenter Alkoholiker Rehydratationsfolge? Klin Wochenschr 65:185-193

Cloninger CR, Bohman M, Sigvardsson S (1981) Inheritance of alcohol abuse. Arch Gen Psychiatry 38:861-868

Cohen R, Davies-Osterkamp S, Koppenhöfer E, Müllner E, Olbrich R, Rist F, Watzl H (1976) Ein verhaltenstherapeutisches Behandlungsprogramm für alkoholkranke Frauen. Nervenarzt 47:300-306

Collins AC (1981) A review of research using the short-sleep and long-sleep mice. In: Development of Animal Models as Pharmacogenetic Tools, US Government Printing Office, Washington DC, pp 161-170

Colmant HJ (1965) Enzephalopathien bei chronischem Alkoholismus - insbesondere Thalamusbefunde bei Wernickescher Enzephalopathie. Enke, Stuttgart

Condon B, Patterson J, Wyper D, Hadley D, Grant R, Teasdale G, Rowan J (1986) Use of magnetic resonance imaging to measure intracranial cerebrospinal fluid volume. Lancet 6:1355-1357

Cooper AM, Sobell MB, Maisto SA, Sobell LC (1980) Criterion intervals for pretreatment drinking measures in treatment evaluation. J Stud Alc 41:1186-1195

Courville CB (1955) Effects of alcohol on the nervous system of man. San lucas, Los Angeles

Cramon D von, Eilert P (1979) Ein Beitrag zum amnestischen Syndrom des Menschen. Nervenarzt 50:643-648

Cramon D von, Hebel N, Schuri U (1985) A contribution to the anatomical basis of thalamic amnesia. Brain 108:993-1008

Creutzfeldt HG (1928) Hirnveränderungen bei Gewohnheitstrinkern. Zentralbl Neurol Psychiatr 50:321

Crothers TD (1911) Inebriety: a clinical treatise on the etiology, symptomology neurosis, psychosis and treatment and the medico-legal relations. Harvey, Cincinnati

Cutting J (1978) The relationship between Korsakov's syndrome and 'alcoholic dementia'. Br J Psychiatr 132:240-251

Czarnecki D, Russel M, Cooper ML, Salter D (1990) Five-year reliability of self-reported alcohol consumption. J Stud Alc 51: 68-76

Dally S, Luft A, Ponsin JC, Girre C, Mamo H, Fournier E (1988) Abnormal pattern of cerebral blood flow distribution in young alcohol addicts. Br J Addict 83:105-109

Dano P, Le Guyader J (1988) Atrophie cérébrale et alcoolisme chronique. Rev Neurol 144:202-208

Davies DL, Smith DE (1981) A Golgi study of mouse hippocampal CA1 pyramidal neurons following perinatal ethanol exposure. Neurosci Lett 26:49-54

Degkwitz R, Helmchen H, Kockott G, Mombour W (1980) Diagnosenschlüssel und Glossar psychischer Krankheiten, 5.Aufl, korrigiert nach der 9 Revision der ICD. Springer, Berlin Heidelberg New York

Demel J, Kryspin-Exner K (1975) Restitution im Bereich der Motorik und der Hirnleistung chronischer Alkoholiker unter Abstinenzbedingungen. Z Klin Psychol 41:18-37

Deutsche Gesellschaft für Suchtforschung und Suchttherapie (1985) (Hrsg) Standards für die Durchführung von Katamnesen bei Abhängigen. Lambertus, Freiburg

Diaz J, Samson HH (1980) Impaired brain growth in neonatal rats exposed to ethanol. Science 208:751-753

DiChiara G, Imperato A (1988) Drugs abused by humans preferentially increase synaptic dopamine concentrations in the mesolimbic system of freely moving rats. Proc Natl Acad Sci 85:5274-5278

Dilling H, Weyerer S, Castell R (1984) Psychische Erkrankungen in der Bevölkerung. In: Glatzel J, Krüger H, Scharfetter C (Hrsg) Forum der Psychiatrie, Neue Folge 19: Enke, Stuttgart

Dow KE, Riopelle RJ (1985) Ethanol neurotoxicity: effects on neurite formation and neurotrophic factor production in vitro. Science 228:591-593

Duffy J, Waterton J (1984) Under-reporting of alcohol consumption in sample surveys: the effect of computer interviewing in fieldwork. Br J Addict 3:303-308

Dunmire CR, LaVelle FW (1983) Effect of ethanol on nucleolar structure: a cytological indication of change in RNA/protein synthesis. Anat Rec 206:363-371

Eckhardt MJ, Martin PR (1986) Clinical assessment of cognition in alcoholism. Alcoholism (NY) 10:123-127

Edwards G, Gross MM (1976) Alcohol dependence: provisional description of a clinical syndrome. Br Med J 1:1058-1061

Edwards G, Gross MM, Keller M, Moser J, Room R (1977) Alcohol related disabilities. WHO offset publication Nr.32, World Health Organization Geneva

Edwards G, Duckitt A, Oppenheimer E, Sheehan M, Taylor C (1983) What happens to alcoholics? Lancet 2:269-271

Emmerson RY, Dustman DA, Heil J, Shearer DE (1988) Neuropsychological performance of young nondrinkers, social drinkers and long, and short term alcoholics. Alcoholism (NY) 12:625-629

Evans WA (1942) An encephalographic ratio for estimating ventricular enlargement and cerebral atrophy. Arch Neurol Psychiatry 47:931-937

Fabian MS, Parsons OA (1983) Differential improvements of cognitive functions in recovering alcoholic women. J Abnorm Psychol 92:87-95

Fahrenkrug WH (1987) Amerikanische Langzeituntersuchungen zu Alkoholproblemen. In: Kleiner D (Hrsg) Langzeitverläufe bei Suchtkrankheiten. Springer, Berlin Heidelberg New York Tokyo, S 24-39

Ferrer I, Fabregues I, Pineda M, Gracia I, Ribalta T (1984) A Golgi study of cerebellar atrophy in human chronic alcoholism. Neuropath Appl Neurobiol 10:245-253

Ferrer I, Fabregues I, Rairiz J, Galofre E (1986) Decreased numbers of dendritic spines on cortical pyramidal neurons in human chronic alcoholism Neurosci Lett 69:115-119

Ferrer I, Galofre E (1987) Dendritic spine anomalies in fetal alcohol syndrome. Neuropediatrics 18:161-163

Feuerlein W (1987) Langzeitverläufe des Alkoholismus (mit Literaturübersicht aus dem europäischen Raum). In: Kleiner D (Hrsg) Langzeitverläufe bei Suchtkrankheiten. Springer, Berlin Heidelberg New York Tokyo, S 40-54

Feuerlein W, Küfner H, Ringer C, Antons K (1976) Kurzfragebogen für Alkoholgefährdete (KFA) Eine empirische Analyse. Arch Psychiatr Nervenkr 222:139-152

Feuerlein W, Ringer C, Küfner H, Antons K (1977) Diagnose des Alkoholismus: Der Münchner Alkoholismustest (MALT). Münch Med Wochenschr 119:1275

Fichter M (1991) Verlauf psychischer Erkrankungen in der Bevölkerung. Springer, Berlin Heidelberg New York Tokyo

Fichter MM, Weyerer S, Kellnar S, Dilling H (1986) Zur Epidemiologie des Alkoholismus. Med Welt 37:752-757

Fichter M, Frick U (1992) Therapie und Verlauf von Alkoholabhängigkeit. Springer, Berlin Heidelberg New York Tokyo

Fleishman EA (1954) Dimensional analysis of psychomotor abilities J Exp Psychol 48:437-454

Fox JH, Ramsey RG, Huckman MS, Proske AE (1976) Cerebral ventricular enlargement: chronic alcoholics examined by computerized tomography. JAMA 236 4:365-368

Freund G (1973) Chronic central nervous syxtem toxicity of alcohol. Ann Rev Pharmacol 13:217-227

Gall Mvon, Becker H, Artmann H, Lerch G, Nemeth N (1978) Results of computer tomography on chronic alcoholics. Neuroradiology 16:329-331

Gebhardt CA, Naeser MA, Butters N (1984) Computerized measures of CT scans of alcoholics: thalamic region related to memory. Alc 1:133-140

Gentilini M, De Renzi E, Crisi G (1987) Bilateral paramedian thalamic artery infarcts: report of eight cases. J Neurol Neurosurg Psychiatry 507:900-909

Gianoulakis C, Barcomb A (1987) Effect of acute ethanol in vivo and in vitro on the beta-endorphin system in the rat. Life Sci 40:19-28

Giove C, Viani E (1965) Atrofie cerebrali negli etilisti cronici, considerazioni fisiopatogeniche e correlazioni dei dati clinici, electroencefalografici, gammaencefalografici e pneumencefalografici. Neopsichiatria 31:548-569

Go KG, Dijk P van, Luiten AL, Brouwer-van Herwijnen AA, Leeuw ICL van der, Kamman RL, Vencken LM, Wilmink J (1983) Interpretation of nuclear magnetic resonance tomograms of the brain. J Neurosurg 59:574-584

Götze P, Kühne D, Hansen J, Knipp HP (1978) Hirnatrophische Veränderungen bei chronischem Alkoholismus. Arch Psychiat Nervenkr 226:137-156

Golden CJ, Graber B, Blose I, Berg R, Coffman J, Bloch S (1981) Difference in brain densities between chronic alcoholic and normal control patients. Science 211:508-510

Goldman M, Williams D, Klisz D (1983) Recoverability of psychological functioning following alcohol abuse: Prolonged visual-spatial dysfunction in older alcoholics. J Consult Clin Psychol 51:370-378

Goldman MS (1987) Experience-dependant cognitive recovery in alcoholics: a task component strategy. J Stud Alcohol 492:142-148

Goldstein G (1987) Etiological considerations regarding the neuropsychological consequences of alcoholism. In: Parsons OA, Butters N, Nathan PE (eds) Neuropsychology of alcoholism. Guilford, New York, pp 227-246

Goodwin DW (1983) Familial alcoholism: a separate entity? Subst Alc Actions/Misuse 4:129-136

Gorenc KD, Brunner CA, Nadelsticher A, Pacurucu S, Feuerlein W, (1984) A cross cultural study: a comparison of german, spanish and equatorian alcoholics using the Munich alcoholism-test (Malt). Am J Drug Alcohol Abuse 10:492-496

Graff-Radford NR, Heaton RK, Earnest MP, Rudikoff JC (1982) Brain atrophy and neuropsychological impairment in young alcoholics. J Stud Alc 439:859-868

Grant R, Condon B, Lawrence A, Hadley DM, Patterson J, Bone I, Teasdale GM (1988) Is cranial CSF volume under hormonal influence? An MR study. J Comput Tomogr 121:36-39

Greene E, Naranjo JN (1986) Thalamic role in spatial memory. Behav Br Res 19:123-131

Grünberger J (1989) Neuropsychologische Defizite bei und nach chronischem Alkoholmißbrauch. In: Schied HW, Heimann H, Mayer K (Hrsg) Der chronische Alkoholismus. Fischer, Stuttgart, S 31-58

Grünberger J, Kryspin-Exner K (1971) Psychovisuelles Merken nach metalkoholischen Psychosen unter Abstinenzbedingungen. Wien Med Wochenschr 20:416-421

Grünberger J, Kryspin-Exner K, Masarik J, Wessely P (1975) Psychopathometrie bei alkoholkranken Frauen nach vierwöchiger und fünfjähriger Abstinenz. In: Kryspin-Exner K, Springer A, Demel I (Hrsg) Alkoholismus und Drogenabhängigkeit. Hollinek, Wien

Grünberger J, Kryspin-Exner K, Massarik J, Wessely P (1975) Psychoorganische Ausfälle bei Alkoholkranken nach einjähriger Abstinenz. Nervenarzt 46:384-390

Grünthal E (1942) Über thalamische Demenz. Monatsschr Psychiatr Neurol 106:114-128

Grünthal E (1950) Über die anatomischen, physiologischen und pathologischen Grundlagen der frontalen Leukotomie. Monatsschr Psychiatr Neurol 119:361-377

Grünthal E (1957) Geschichte der makroskopischen Morphologie des menschlichen Großhirnreliefs nebst Beiträgen zur Entwicklung der Idee einer Lokalisierung psychischer Funktionen. Bibl Psychiatr Neurol 100:94-128

Gurling HMD, Reveley MA, Murray RM (1984) Increased cerebral ventricular volume in monocygotic twins discordant for alcoholism. Lancet 5:986-988

Gurling HMD, Murray RM, Ron MA (1986) Increased brain radiodensity in alcoholism (A co-twin control study). Arch Gen Psychiatry 43:764-767

Gurling H, Curtis D, Murray M (1991) Psychological deficit from excessive alcohol consumption: evidence from a co-twin control study. Brit J Addict 86:151-155

Gyldenstedt D, Kosteljanetz M (1976) Measurements of the normal ventricular system with computed tomography of the brain. A preliminary study on 44 adults. Neuroradiology 10:205

Haffner J, Moschel G, ten Horn GHMM (1987) Determination of the optimum period of interview for retrospective collection of data. Eur Arch Psychiatr Neurol Sci 236:288-293

Haffner H-T, Becker I-S, Mann K (1989) Zur Sensitivität klinisch-chemischer Marker des Alkoholismus nach kurzfristiger anlaßbezogener Alkoholkarenz. Blutalkohol 26:114-122

Hagnell O, Tunving K (1972) Prevalence and nature of alcoholism in a total population. Soc Psychiatry 7:190-201

Halstead WC (1947) Brain and intelligence. University of Chicago Press, Chicago

Hammer RP, Scheibel AB (1981) Morphologic evidence for a delay of neuronal maturation in fetal alcohol exposure. Expl Neurol 74:587-596

Hamster W (1980) Revisionstest. Handanweisung Teil II. Diagnostische Valenz des Revisionstests in der klinischen Psychologie. Hogrefe, Göttingen

Hamster W (1980) Die Motorische Leistungsserie (MLS). Schuhfried, Mödling

Harper CG, Blumbergs PC (1982) Brain weights in alcoholics. J Neurol Neurosurg Psychiatry 45:838-840

Harper C, Kril J, Daly J (1987) Are we drinking our neurons away? Br Med J 294:534 - 536

Harper CG, Kril JJ (1988) Brain atrophy in chronic alcoholic patients: A quantitative pathological study. J Neurol Neurosurg Psychiatry 48:211-217

Harper CG, Kril JJ, Daly JM (1988) Brain shrinkage in alcoholics is not caused by changes in hydration: A pathological study. J Neurol Neurosurg Psychiatry 51:124-127

Harper CG, Kril JJ (1988) Corpus callosal thickness in alcoholics. Br J Addict 83:577-580

Harper C, Corbett D (1990) Changes in the basal dendrites of cortical pyramidal cells from alcoholic patients - a quantitative Golgi study. J Neurol Neurosurg Psychiatry 53:856-861

Harwood HJ, Napolitano DM, Kristiansen PL, Collins JJ (1984) Economic costs to society of alcohol and drug abuse and mental illness: 1980. Research Triangle Institute, North Carolina

Hata Y (1987) J Cereb Blood Flow Metab 7:35-42

Haug JO (1968) Pneumencephalographic evidence of brain damage in chronic alcoholics: a preliminary report. In: Retterstol N, Magnussen F (eds) Report on the fifteenth Congress of Scandinavian Psychiatrists in Geilo Norway 1967 Acta Psychiatr Scand (Suppl) 203

Heather N, Rollnick S, Winston M (1983) A comparison of objective and subjective measures of alcohol dependence als predictors of relapse following treatment. Br J Clin Psychol 22: 11-17

Hecht M, Ott C, Demling J (1990) Quantitative investigations of cerebral atrophy by computed tomographic CSF-volumetry in chronic alcoholism. 2nd International Symposium on Imaging in Psychiatry, Würzburg (Book of abstracts)

Heimann H (1963) Psychochirurgie. In: Gruhle HW, Jung R, Mayer-Gross W, Müller M (Hrsg) Psychiatrie der Gegenwart - Forschung und Praxis 1/2. Springer, Berlin Göttingen Heidelberg, S 661-719

Heimann H (1987) Homogenität versus Heterogenität von Stichproben bei Patienten mit einem hirnorganischen Psychosyndrom - Konsequenzen für die klinische Prüfung von Nootropika. In: Cooper H, Heimann H, Kanowski, Künkel (Hrsg) Hirnorganische Psychosyndrome im Alter. Springer, Berlin Heidelberg New York Tokyo, S 21-28

Heimann H (1991) Wider die Vernachlässigung der Individualität in der psychiatrischen Forschung. In: F Schneider, M Bartels, K Foerster, H Gärtner (Hrsg) Perspektiven der Psychiatrie. Fischer, Stuttgart, S 237-242

Heimann H (1992) Der süchtige Mensch als Forschungsobjekt. SUCHT (im Druck)

Heimann H, Naumann D (1981) Alkohol und Nervensystem. Therapiewoche 31 29:4706-4710

Heinz ER, Martinez J, Haenggeli A (1977) Reversibility of cerebral atrophy in anorexia nervosa and Cushing's syndrome. J Comput Assist Tomogr 1:415-418

Helgason T (1964) Epidemiology of mental disorders in Iceland. Acta Psychiatr Scand (Suppl) 173

Helgason T (1979) Epidemiological studies in alcoholism. Adv Biol Psychiatry 3:97-112

Hesselbrock V (1983) Neuropsychological functioning in offspring of alcoholics. In: Begleiter H. (ed), Subjects at risk for alcoholism: recent findings. Symposium conducted at the National Alcoholism Forum, Houston

Heuser I, Bardeleben U v, Boll E, Holsboer F (1988) Response of ACTH and cortisol to human corticotropin-releasing hormone after short-term abstention from alcohol abuse. Biol Psychiatry 24:316-321

Hill SY, Mikhael M (1979) Computerized transaxial tomographic and neuropsychological evaluations in chronic alcoholics and heroin abusers. Am J Psychiatry 136:598-602

Hill SY (1982) Biological consequences of alcoholism and alcohol related problems among women. In: Alcohol Health Monograph No.4, Special Population Issues

Hippius H, Matussek N (1978) Bemerkungen zur Biologischen Psychiatrie. Nervenarzt 49:650-653

Holsboer F, Gerken A, Bardeleben U von, Grimm W, Beyer H, Müller OA, Staller GK (1986) Human corticotropin-releasing hormone in depression. Biol Psychiatry 21:601-611

Horn W (1962) Leistungsprüfungssystem LPS. Hogrefe, Göttingen

Horn W (1983) Leistungprüfsystem L-P-S. Handanweisung für die Durchführung, Auswertung und Interpretation, 2. Aufl. Verlag für Psychologie Göttingen,

Huber G, Betz H, Kleinöder I (1968) Echoencephalographische Untersuchungen der 3.Hirnkammer bei einer männlichen Normalbevölkerung. Nervenarzt 39:82-84

Huckman MS, Fox J, Topel J (1975) The validity of criteria for the evaluation of cerebral atrophy by computed tomography. Neuroradiology 116:85-92

Hécaen H, Ajuriaguerra J de (1956) Les encéphalopathies alcooliques subaigues et chroniques. Rev Neurol 94:528-555

Ishii TA (1983) A comparison of cerebral atrophy in CT scan findings among alcoholic groups. Acta Psychiat Scand 309:7-30

Jacobi C, Brand-Jacobi J, Marquardt F (1987) Die "Göttinger Abhängigkeitsskala (GABS)": Ein Verfahren zur differentiellen Erfassung der Schwere der Alkoholabhängigkeit. Suchtgefahren 33:23-36

Jacobson R (1986) Female alcoholics: a controlled CT brain scan and clinical study. Br J Addict 81:661-669

Jacobson R (1986) The contributions of sex and drinking history to the CT brain scan changes in alcoholics. Psychol Med 16:547-559

Jacobson RR, Turner SW, Baldy RE, Lishman WA (1985) Densitometric analysis of scans: important sources of artefact. Psychol Med 15:879-889

Jakob A (1912) Zur Klinik und pathogenetischen Anatomie des chronischen Alkoholismus, zugleich ein Beitrag zu den Erkrankungen des Kleinhirns. Z Neurol 13-24

Jellinek EM (1952) Phases of alcohol addictions. Q J Stud Alc 13:673-684

Jellinek EM (1960) The disease concept of alcoholism. College and University Press, New Haven

Jenkins CD, Hurst MW, Rose RM (1979) Life changes do people really remember? Arch Gen Psychiatry 36:379-384

Jernigan TL, Zatz LM, Ahumada AJ, Pfefferbaum A, Trinklenberg JR (1982) CT measures of cerebrospinal fluid volume in alcoholics and normal volunteers. Psychiatr Res 7:9-17

Jernigan TL, Butters N, DiTraglia G, Schafer K, Smith T, Irwin M, Grant G, Schuckit M, Cermak LS (1991) Reduced cerebral grey matter observed in alcoholics using magnetic resonance imaging. Alcoholism. Clin Exp Res 15:418-427

John U, Veltrup C, Schnofl A, Wetterling T, Kanitz R, Dilling H (1992) Gedächtnisdefizite Alkoholabhängiger in den ersten Wochen der Abstinenz. Z Klin Psychol 348-356

Jones DG (1988) Influence of ethanol on neuronal and synaptic maturation in the central nervous system - morphological investigations. Prog Neurobiol 31:171-197

Jones DG, Colangelo W (1985) Ultrastructural investigation into the influence of ethanol on synaptic maturation in rat neocortex. I. Qualitative assessment. Dev Neurosci 7:94-106

Jung U, Koester W, Schneider R, Bühringer G, Mai N (1987) Katamnesen bei behandelten Alkoholabhängigen mit wiederholten Meßzeitpunkten über 4 Jahre. In: Kleiner D (Hrsg.) Langzeitverläufe bei Suchkrankheiten. Springer, Berlin Heidelberg New York Tokyo, S 89-114

Keller M (1960) Definition of alcoholism. Q J Stud Alcohol 21:125-134

Kennedy LA, Mukerji S (1986) Ethanol neurotoxicity. 1. Direct effects on replicating astrocytes. Neurobehav Toxicol Teratol 8:11-15

Kessler J, Markowitsch HJ, Bast-Kessler C (1987) Memory of alcoholic patients, including Korsakoff's, tested with a Brown-Peterson paradigm. Arch Psychol 139:115-132

Kircher J, Pierson C (1956) Les atrophies cérébrales dans les toxicomanies: role de la Pneumoencéphalographie. Essais therapeutiques. Maroc Med 35:668-670

Kissin B, Schenker V, Schenker AC (1960) The acute effect of ethanol ingestion on plasma urinary 17-hydroxycorticoids in alcoholic subjects. Am J Med Sci 239:690

Klein KH (1981) Probleme bei Katamnesen von Alkoholiker-Therapien; katamnestische Untersuchung in einer Fachklinik für Alkoholabhängige. Diplomarbeit Freiburg

Kleinknecht RA, Goldstein SG (1972) Neuropsycholigical deficits associated with alcoholism. Q J Stud Alcohol 33:999-1019

Knischewski E (1987) Alkohol - ein altes Problem mit neuen Vorzeichen. In: Knischewski E (Hrsg) Alkohol im Betrieb. Nicol, Kassel, S 111-119

Koalick F, Kemper A (1989) Alkohol und Neuroendokrinium. In: Nickel B, Morozov GV (Hrsg) Alkoholbedingte Krankheiten. Volk und Gesundheit, Berlin, S 149-157

Kohlmeyer K (1985) Stellenwert der kranialen Computertomographie in der psychiatrischen Diagnostik. In: Helmchen H, Hedde JP, Pietzcker A (Hrsg) Hirndiagnostik mit bildgebenden Verfahren. MMV Medizinverlag, München, S 21-33

Kohlmeyer K, Lehmkuhl G, Poutska F (1983) Computed tomography of anorexia nervosa. AJNR 4:437-438

Krezdorn I (1988) Zur Zuverlässigkeit statistisch erhobener Alkoholanamnesedaten - eine Untersuchung an ehemaligen Patienten der Universitäts-Nervenklinik Tübingen. Inauguraldissertation Fak.klin.Med. Universität Tübingen

Krieg JC, Backmund H, Pirke KM (1986) Endocrine, metabolic, and brain morphological abnormalities in patients with eating disorders. Int J Eating Disord 5:999-1005

Krieg JC, Pirke KM, Lauer C, Backmund H (1988) Endocrine, metabolic, and cranial computed tomographic findings in anorexia nervosa. Biol Psychiatry 23:377-387

Kritchevsky M, Graff-Radford NR, Damasio AR (1987) Normal memory after damage to medial thalamus. Arch Neurol 449:959-962

Kryspin-Exner K (1979) Behandlung des Alkoholismus. Nervenarzt 50:277-285

Küfner H (1989) Diagnostik des Alkoholismus. In: Schied HW, Heimann H, Mayer K (Hrsg) Der chronische Alkoholismus. Fischer, Stuttgart, S 15-3

Küfner H, Feuerlein W, Flohrschütz T (1986) Die stationäre Behandlung von Alkoholabhängigen: Merkmale von Patienten und Behandlungseinrichtungen, katamnestische Ergebnisse. Suchtgefahren 32:1-86

Küfner H, Feuerlein W (1989) In-Patient Treatment for Alcoholism. A Multi-Centre Evaluation Study. Springer, Berlin Heidelberg New York Tokyo

Längle G (1988) Zehn-Jahres-Katamnesen nach einer Alkoholentwöhnungsbehandlung an der Universitätsnervenklinik Tübingen. Inauguraldissertation Fak.klin.Med. Universität Tübingen

Lamberts SWJ, Klijn JGM, De Jong FH (1979) Hormone secretion in alcohol-induced pseudo-Cushing's syndrome. JAMA 242:1640-1643

Ledermann S (1958) Mortalité et alcoolisation excessive. J Soc Statis Paris 99:28-42

Lee K, Dunwiddie T, Dietrich R, Lynch G, Hoffer B (1981) Chronic ethanol consumption and hippocampal neuron dendritic spines: a morphometric and physiological analysis. Expl Neurol 71:541-549

Lee DJ, DeFrank RS (1988) Interrelationships among self-reported alcohol intake, physiological indices and alcoholism screening measures. J Stud Alc 49: 532-537

Lehrl S (1977) Mehrfachwahl-Wortschatz-Intelligenztest (MWT-B). Perimed, Erlangen

Leonard KE, Bromet EJ, Parkinson DK, Day N (1984) Agreement among Feighner, RDC and DSM-III criteria for alcoholism. Add Behav 9:319-322

Leuchs K (1958) Der cerebrale Alkoholschaden im Pneumencephalogramm. Zentralbl Gesamt Neurol Psychiatr 148:5-6

Lima-Landman MTR, Albuquerque EX (1989) Ethanol potentiates and blocks NMDA-activated single-channel currents in rat hippocampal pyramidal cells. FEBS Lett 247:61-67

Lind M, Goodlett Chr ,West JR (1988) Time course and reversibility of ethanol's suppressive effects on Axon Sprouting in the dentate gyrus of the adult rat. Alcoholism. Clin Exp Res 12 3:433-439

Lishman WA (1990) Alcohol and the brain. Br J Psychiatry 156:635-644

Lishman WA, Ron M, Acker W (1980) Computed tomography of the brain and psychometric assessment of alcoholic patients - a british study. Psychopharm Alcohol 33-41

Lishman WA, Jacobson RR, Acker C (1987) Brain damage in alcoholism: Current concepts. Acta Med Scand 717:5-17

Littleton J (1989) Alcohol intoxication and physical dependence: a molecular mystery tour. Br J Addict 843:267-276

Lopez-Tejero D, Ferrer I, Llobera M, Herrera E (1986) Effects of prenatal ethanol exposure on physical growth sensory reflex maturation and brain development in the rat. Neuropathol Appl Neurobiol 12:251-260

Lucas RW, Mullin PJ, Luna CBX, McInroy DC (1977) Psychiatrists and a computer as interrogaters of patients with alcohol-related illnesses: a comparison. Brit J Psychiatry 131:160-167

Lusins J, Zimberg S, Smokler H, Gurley K (1980) Alcoholism and cerbral atrophy: A study of 50 patients with CT scan and psychologic testing. Alcoholism. Clin Exp Res 4 4:406-411

Lynch MJG (1960) Brain lesions in chronic alcoholism. Arch Pathol 69:342-353

Maisto SA, Sobell LC, Sobell MB (1979) Comparison of alcoholics' self-reports of drinking behavior with reports of collateral informants. J Cons Clin Psychol 47:106-112

Maisto SA, McKay JR, Connors GJ (1990) Self-report issues in substance abuse: State of the art and future directions. Behav Assess 12:117-134

Mander AJ, Young A, Chick JD, Ridgway J, Best JJK (1989) NMR t1 relaxation time of the brain during alcohol withdrawal and its lack of relationship with symptom severity. Br J Addict 84:669-672

Mann K (1991) Neue Ansätze in der Erforschung und Behandlung der Alkoholabhängigkeit. In: Schneider F, Bartels M, Foerster K, Gaertner HJ (Hrsg) Perspektiven der Psychiatrie, S 183-191

Mann K, Stetter F, Batra A, Mundle G, Opitz H, Petersen D, Schroth G (1988) Hirnorganische Veränderungen bei Alkoholabhängigen. Wiener Z Suchtforsch 11: 35 - 40

Mann K, Opitz H, Petersen D, Schroth G, Heimann H (1989) Intracranial CSF-volumetry and densitometry in chronic alcoholic patients. A CCT and MRI survey and follow up study. First International Symposium on Imaging in Psychiatry and related fields. Würzburg (Book of abstracts)

Mann K, Schroth G, Stetter F, Schied HW, Bartels M, Batra A, Heimann H (1991) Thiaminmangel und Hirnatrophie bei Alkoholabhängigen. Nervenarzt 62:177-181

Mann K, Schied HW (1992) Die Diagnostik der Alkoholabhängigkeit. Eine empirische Untersuchung zur Sensitivität verschiedener Diagnoseinstrumente. In: Ladewig G (Hrsg) Drogen und Alkohol VI. Karger, Basel (im Druck)

Margraf HW, Moyer CA, Ashford LE, Lavalle LW (1967) 17-Hydroxycorticoids in alcoholics and normal subjects. J Surg Res 7:55-62

Mayfield D, McLeod G, Hall P (1974) The CAGE Questionnaire: validation of a new alcoholism screening instrument. Am J Psychiatry 131:1121-1123

McMullen PA, Saint-Cyr JA, Carlen PL (1984) Morphological alterations in rat CA1 hippocampal pyramidal cell dendrites resulting from chronic ethanol consumption and withdrawal. J Comp Neurol 225:111-118

Melgaard B, Andersen K, Ahlgren P, Danielsen UT, Sorensen H (1984) Peripheral neuropathy, cerebral atrophy and intellectual impairment in chronic alcoholics. Acta Neurol Scand 705:336-344

Mellanby AR, Reveley MA (1982) Effects of acute dehydration on computerised tomographic assessment of cerebral density and ventricular volume. Lancet ii:874

Mendelson JH, Stein S (1966) Serum cortisol levels in alcoholic and nonalcoholic subjects during experimentally induced ethanol intoxication. Psychosom Med 28 4:616-626

Meyer E (1912 Zur pathologischen Anatomie des Korsakowschen Symptomen-Komplexes alkoholischen Ursprungs. Arch Psychiatr 49:469-481

Midanik F (1988) Validity of self-reported alcohol use: a literature review and assessment. Brit J Addict 83: 1019-1029

Miyakawa T, Hattori E, Shikai I, Shimoji A, Nagatoshi K, Suzuki T (1977) Histopathological changes of chronic alcoholism. Folia Psychiatr Neurol Jpn 31:253-261

Möller HJ, Angermund A, Mühlen B (1987) Prävalenzraten von Alkoholismus an einem chirurgischen Allgemeinkrankenhaus: Empirische Untersuchungen mit dem Münchner Alkoholismus-Test. Suchtgefahren 33:199-202

Mori H, Okubo J, Miyamoto N, Abe T, Asai K, Kojima T (1989) A controlled magnetic imaging study in alcoholics. VIII World Congress of Psychiatry. Excerpta Medica. Int Congress Series 899. Amsterdam Oxford New York

Müller W (1981) Katamnestische Untersuchung von 201 teilweise ambulant, teilweise stationär behandelten Alkoholikern aus den Jahren 1969 - 1971. Med. Diss. Universität München

Mundle G (1990) Die Bedeutung einer durch psychiatrische Behandlung gesicherten Abstinenz für die CT-Dichtewerte des Gehirns. Inaug. Diss. Fak. Klin. Medizin Tübingen

Muuronen A, Bergman H, Hindmarsh T, Telakivi (1989) Influence of improved drinking habits on brain atrophy and cognitive performance in alcoholic patients: a 5-year follow-up study. Alcoholism. Clin Exp Res 13 1:137-141

Myers JK, Weissman MM, Tischler GL, Holzer CE, Leaf PJ, Orvaschel H, Anthony JC, Boyd JH, Burke JD (1984) Six-month prevalence of psychiatric disorders in three communities. Arch Gen Psychiatry 41:959-967

Nägele T (1989) MR-Volumetrie und Relaxationszeitmessung vor und nach Alkoholentzug. Inauguraldissertation Fak.Klin.Med. Universität Tübingen

Nelson H (1982) The New Adult Reading Test. A Manual. Windsor

Neubürger K (1931) Über Hirnveränderungen nach Alkoholmißbrauch (unter Berücksichtigung einiger Fälle von Wernickescher Krankheit mit anderer Ätiologie) Z Neurol Psychiatr 135:159-209

Neubürger K (1957) The changing neuropathologic picture of chronic alcoholism. AMA Arch Pathol 63:1-6

Neumann NU (1981) Sind hirnatrophische Prozesse bei chronischen Alkoholikern reversibel? Psycho 7:237-242

Noble EP, Tewari S (1973) Protein and ribonucleic acid metabolism in brains of mice following chronic alcohol consumption. NY Acad Sci 215:333-345

Oldfield RC (1971) The assessment and analysis of handedness: The Edinburgh Inventory. Neuropsychologia 9:97-113

Olson RP, Ganley R, Devine VT, Dorsey GC Jr (1981) Long-term effects of behavioral versus insight-oriented therapy with inpatient alcoholics. J Consult Clin Psychol 49:866-877

Ott C, Demling J, Hecht M, Huk W, Heyder N (1990) Computer assisted tomographic and psychometric examination of alcoholic inpatients. 2nd International Symposium on Imaging in Psychiatry. Würzburg, Book of abstracts p.82

Page RD, Linden JD (1974) "Reversible" organic brain syndrome in alcoholics. Q J Stud Alcohol 35:98-107

Pahl J, Pirke KM, Schweiger U, Warnhoff M, Gerlinghoff M, Brinkmann W, Berger M, Krieg JC (1985) Anoretic behavior, mood, and metabolic and endocrine adaptation to starvation in anorexia nervosa during inpatient treatment. Biol Psychiatry 20:874-887

Palmer CF (1898) Inebriety, its source, prevention, and cure. Union Press, Philadelphia
Papez JW (1937) A proposed mechanism of emotion. Arch Neurol Psychiatry 38:725-743
Parker E, Noble E (1977) Alcohol consumption and cognitive functioning in social drinkers. J Stud Alc 38:1224-1232
Parsons OA, Leber WR (1981) The relationship between cognitive dysfunction and brain damage in alcoholics: causal, interactive or epiphenomenal. Alcoholism. Clin Exp Res 5:326-343
Parsons OA (1977) Neuropsychological deficits in alcoholics: facts and fancies Alcoholism. Clin Exp Res 1 1:51-56
Parsons OA (1987a) Neuropsychological consequences of alcohol abuse: many questions some answers. In: Parsons O, Butters N, Nathan P (eds) Neuropsychology of alcoholism: implications for diagnosis and treatment. Guildford, New York London, pp 153-173
Parsons OA (1987b) Do Neuropsychological Deficits Predict Alcoholics' Treatment Course and Recovery? In: Parsons O, Butters N, Nathan P (eds) Neuropsychology of Alcoholism: Implications for Diagnosis and Treatment. Guildford, New York London, p 273-289
Peiffer J (1982) Pathologie des Zentralnervensystems bei chronischem Alkoholismus. In: Krankheit Alkoholismus. Perimed, Erlangen, S 71-86
Peiffer J (1985) Zur Frage atrophisierender Vorgänge im Gehirn chronischer Alkoholiker. Nervenarzt 56:649-657
Peiffer J (1989) Neuropathologische Aspekte des chronischen Alkoholismus. In: Schied HW, Heimann H, Mayer K (Hrsg) Der chronische Alkoholismus. Fischer, Stuttgart, S 103-120
Pentney RJ (1982) Quantitative analysis of ethanol effects on Purkinje cell dendritic tree. Brain Res 249:397-401
Pentney RJ, Cotter JR, Abel EL (1984) Quantitative measures of mature neuronal morphology after in utero ethanol exposure. Neurobehav Toxicol Teratol 6:59-65
Petersen D, Kindermann H, Mann K (1988) Liquorvolumenbestimmung. CT'88: Stand und Entwicklungstendenzen in der Computertomographie. (Vortrag am 2.9. beim Symposium CT'88, Tübingen)
Petry J (1985) Alkoholismustherapie: Vom Einstellungswandel zur kognitiven Therapie. Ein Gruppenprogramm zur Informationsvermittlung, Verhaltensdiagnostik und kognitiven Umstrukturierung. Urban & Schwarzenberg, München
Pettinati HM, Sugerman AA, DiDonato N, Maurer HS (1982) The natural history of alcoholism over four years after treatment. J Stud Alc 43:201-215
Pfefferbaum A, Rosenbloom M, Crusan K, Jernigan TL (1988) Brain CT changes in alcoholics: Effects of age and alcohol consumption. Alcoholism. Clin Exp Res 12 1:81-87
Phillips SC (1985) Age-dependent susceptibility of rat cerebellar Purkinje cells to ethanol exposure. Drug Alc Depend 16:273-277
Phillips SC (1987) Can brain lesions occur in experimental animals by administration of ethanol or acetaldehyde? Acta Med Scand 717:67-72
Phillips SC, Cragg BG (1982) A change in susceptibility of rat cerebellar Purkinje cells to damage by alcohol during fetal neonatal and adult life. Neuropathol Appl Neurobiol 8:441-463
Phillips SC, Cragg BG (1983) Chronic consumption of alcohol by adult mice: effect on hippocampal cells and synapses. Expl Neurol 80:218-226

Phillips SC, Cragg BG (1984) Alcohol withdrawal causes a loss of cerebellar Purkinje cells in mice. J Stud Alc 45:475-480
Plant M (1987) Drugs in Perspective. Hodder & Stoughton, London
Pluvinage R (1954) Les atrophies cérébrales des alcooliques. Bull Soc Med Hop Paris 70:524
Polich JM, Armor DJ, Braike H (1980) The course of alcoholism: 4 years after treatment. The Rand Corporation, Santa Monica (Rand Report 2)
Porjesz B, Begleiter H (1987) Evoked brain potentials and alcoholism. In: Parsons O, Butters N, Nathan P (eds) Neuropsychology of alcoholism. Guildford, New York, pp 45-63
Péquignot G, Chabert C, Eydoux H, Courcol MA (1974) Augmentation du risque de cirrhose en fonction de la ration d'alcool. Rev Alcoolisme 20:191-202
Regier DA, Boyd JH, Burke JD, Rae DS, Myers JK, Kramer M, Robins LN, George LK, Karno M, Locke BZ (1988) One-month prevalence of mental disorders in the United States. Arch Gen Psychiatry 45:977-986
Reitan RM (1985) Validity of the Trail Making Test as an indicator of organic brain damage. Percept Mot Skills 8:271-276
Rey A (1964) L'examen clinique en psychologie. Presses Universitaires de France, Paris
Rey A (1964) Test de copie et de réproduction de mémoire de figures géometriques complexes. Smets & Zeitlinger, Amsterdam
Rice DP, Kelman S, Miller LS, Dunmeyer S (1990) The economic costs of alcohol and drug abuse and mental illness: 1985. National Institute on Drug Abuse, Rockville MD
Riley JN, Walker DW (1978) Morphological alterations in hippocampus after long-term alcohol consumption in mice. Science 201:646-648
Ron MA (1977) Brain damage in chronic alcoholism: a neuropathological neuroradiological and psychological review. Psychol Med 7:103-112
Ron MA (1987) The brain of alcoholics. An overview. In: Parsons O, Butters N, Nathan P (eds) Neuropsychology of alcoholism. Guildford, New York,p 11-20
Ron MA, Acker W, Shaw GK, Lishman WA (1982) Computerized tomography of the brain in chronic alcoholism. A survey and follow-up study. Brain 105:497-514
Rossitch EJr, Zeidman SM, Nashold B-SJr, Horner J, Walker J, Osborne D, Bullard DE (1988) Evaluation of memory and language function pre- and posthalamotomy with an attempt to define those patients at risk for postoperative dysfunction. Surg Neurol 29 1:11-16
Rounsaville BJ (1987) An evaluation of the DSM-III substance-use disorders. In: Tischler GL (ed) Diagnosis and classification in Psychiatry: a critical appraisal of DSM-III. Cambridge UP, Cambridge, pp 175-194
Rounsaville BJ, Dolinsky ZS, Babor TF, Meyer RE (1987) Psychopathology as a predictor of treatment outcome in alcoholics. Arch Gen Psychiatry 44:505-513
Ryan C, DiDario B, Butters N (1980) The relationship between abstinence and recovery of function in male alcoholics. J Clin Neuropsychol 2:125-134
Ryan C, Butters N (1980) Further evidence for a continuum-of-impairment encompassing male alcoholic Korsakoff patients and chronic alcoholic men Alcoholism. Clin Exp Res 4 2:190-198
Ryback R (1971) The continuum and specificity of the effects of alcohol on memory, a review. Q J Stud Alcohol 32:995-1016

Sachs H, Russell JAG, Christman DR, Cook B (1987) Alteration of regional cerebral glucose metabolic rate in non-Korsakoff chronic alcoholism. Arch Neurol 44:1242-1251

Samson HH, Grant KA (1984) Ethanol-induced microcephaly in neonatal rats: relation to dose. Alcoholism. Clin Exp Res 8:201-203

Samson Y, Baron J-C, Feline A, Bories J, Crouzel C (1986) Local cerebral glucose utilisation in chronic alcoholics: a positron tomography study. J Neurol Neurosurg Psychiatry 49:1165-1170

Sapolsky RM, Pulsinelli WA (1985) Glucocorticoids potentiate ischemic injury to neurons: therapeutic implications. Science 229:1397-1400

Saunders JB, Davis M, Williams R (1981) Do women develop alcoholic liver disease more readily than men? Br Med J 282:1140-1143

Schaeffer KW, Parsons OA, Yohman JR (1984) Neuropsychological differences between male familial and nonfamilial alcoholics and nonalcoholics. Alcoholism. Clin Exp Res 8:347-351

Schafer K, Butters N, Smith T, Irwin M, Brown S, Hanger P, Grant I, Schuckit M (1991) Cognitive performance in alcoholics: a longitudinal evaluation of the role of drinking history, depression, liver function, nutrition, and family history. Alcoholism: Clin Exp Res 15:653-660

Scheetz AJ, Markham JA, Fifkova E (1987a) Changes in the frequency of basket cells in the dentate fascia following chronic ethanol administration in mice. Brain Res 403:151-154

Scheetz AJ, Markham JA, Fifkova E (1987b) The effect of chronic ethanol consumption on the fine structure of the CA1 stratum oriens in short-sleep and long-sleep mice: short-term and long-term exposure. Brain Res 409:329-334

Schlegel S, Bardeleben U von, Wiedemann K, Frommberger U, Holsboer F (1989) Computerized Brain Tomography Measures Compared With Spontaneous And Suppressed Plasma Cortisol Levels In Major Depression. Psychoneuroendocrinology 14 3:209-216

Schmidt LG, Rommelspacher H (1990) Biologische Marker des Alkoholismus. Nervenarzt 61:140-147

Schmitt WGH, Voigt K (1983) Zum Wert der Densitometrie bei der computertomographischen Differenzierung kalottennaher Raumforderungen. CT-Sonographie 3:16-21

Schroth G, Remmes U, Schupmann A (1985) Computertomographische Verlaufsuntersuchungen von Hirnvolumenschwankungen vor und nach Alkoholentzugsbehandlung. Fortschr Röntgenstr 142 4:363-369

Schroth G, Grodd W, Guhl L, Grauer M, Klose U, Niendorf H-P (1987) Magnetic resonance imaging in small lesions of the central nervous system. Acta Radiol 286:667-672

Schroth G, Naegele T, Klose U, Mann K, Petersen D (1988) Reversible brain shrinkage in abstinent alcoholics measured by MRI. Neuroradiology 30:121-126

Schulz R, Wüster M, Duka T, Herz A (1980) Acute and chronic ethanol treatment changes endorphin levels in brain and pituitary. Psychopharmacology 68:221-227

Schuster P (1936) Beiträge zur Pathologie des Thalamus opticus I. Arch Psychiatr Nervenkr 105:358-550

Selzer ML (1971) The Michigan Alcoholism Screening Test: the quest for a new diagnostic instrument. Am J Psychiatry 127:1653-1658

Selzer ML, Ehrlich NJ (1967) A screening program to detect alcoholism in traffic offenders. In: Selzer ML, Gikas PW, Huelke DF (eds) The prevention of highway injury. Ann Arbor, MI, pp 44-50

Seyfeddinipur N, Braunmühl H v (1974) Zur Frage der Hirnatrophie bei Alkoholikern unter Berücksichtigung pneumenzephalographischer Befunde. Psychiatr Neurol Med Psychol (Leipzig) 26:269-278

Sinha R, Parsons O, Glenn S (1989) Drinking variables, affective measures and neuropsychological performance: familial alcoholism and gender correlates. Alcohol 6:77-85

Skinner HA, Allen BA (1983) Alcohol dependence scale measurement and validation. J Abnorm Psychol 91:199-201

Smart R (1989) Is the postwar drinking binge ending? Cross-national trends in per capita alcohol consumption. Br J Addict 84:743-748

Smith DE, Foundas A, Canale J (1986) Effect of perinatally administered ethanol on the development of the cerebellar granule cell. Expl Neurol 92:491-501

Smith MA, Chick J, Kean DM, Douglas RHB, Singer A, Kendell RE, Best JJK (1985) Brain water in chronic alcoholic patients measured by magnetic resonance imaging. Lancet i:1273-1274

Smith MA, Chick JD, Engelman HM, Kean DM, Mander AJ, Douglas RHB, Best JJK (1988) Brain hydration during alcohol withdrawal in alcoholics measured by magnetic resonance imaging. Drug Alc Depend 21:25-28

Sobell LC, Sobell MB (1975) Outpatient alcoholics give valid self-reports. J Nerv Ment Dis 161:32-42

Sobell LC, Sobell MB, Riley DM, Schuller R, Pavan DS, Cancilla A, Klajner F, Leo GI (1988) The reliability of alcohol abusers' self-reports of drinking and life events that occurred in the distant past. J Stud Alc 49:225-232

Soyka M (1990) Psychopathological characteristics in alcohol hallucinosis and paranoid schizophrenia. Acta Psychiatr Scand 81:255-259

Solms H (1975) Die Ausbreitung des Alkoholkonsums und des Alkoholismus. In: Steinbrecher W, Solms H (Hrsg) Sucht und Mißbrauch. Thieme, Stuttgart

Spitzer L, Endicott J, Robins E (1978) Research Diagnostic Criteria (RDC). Biometric Research. New York State Psychiatric Institute, New York

Stern K (1939) Severe dementia associated with bilateral symetrical degeneration of the thalamus. Brain 52:765-786

Stetter F, Schoon M, Taubert S, Wegner C, Mann K, Heimann H (1990) Veränderungsmessungen bei Alkoholabhängigen - Faktoren- und Varianzanalyse neuropsychologischer Ergebnisse. In: Baumann U, Fähndrich E, Stieglitz R, Woggon B (Hrsg.): Veränderungsmessung in Psychiatrie und Klinischer Psychologie. Profil, München S. 119-133

Stevenson LD (1940) A study of the changes in the brain in alcoholism. Arch Pathol 30:642-645

Stockwell T, Hodgson R, Edwards G, Taylor C, Rankin H (1979) The development of a questionnaire to measure the severity of alcohol dependence. Br J Addict 74:79-87

Stoltenburg-Didinger G, Spohr HL (1983) Fetal alcohol syndrome and retardation: spine distribution of pyramidal cells in prenatal alcoholic-exposed rat cerebral cortex, a Golgi study. Develop Brain Res 11:119-123

Stork J (1967) Kleinhirnwurmatrophie und chronischer Alkoholismus. Schweiz Arch Neurol Neurochir Psy 99:40-82

Strang J, Bradley B, Stockwell T (1989) Assessment of drug and alcohol use. In: Thompson C (ed) The instruments of psychiatric research. Wiley & Sons, London, pp 211-237

Sturm W, Willmes K (1983) LPS-K - eine LPS-Kurzform für hirngeschädigte Patienten; mit Anleitung zur psychometrischen Einzelfalldiagnostik. Diagnostica 29:346-358

Süß HM (1988) Evaluation von Alkoholismustherapie. Freiburger Beiträge zur Psychologie. Huber, Bern Stuttgart Toronto

Synek V, Reuben JR (1976) The ventricular-brain ratio using planimetric measurement of EMI scans. Br J Radiol 49:233-237

Tarter RE (1973) Analysis of cognitive deficits in chronic alcoholics. J Nerv Ment Dis 157:138-147

Tarter RE (1980) Brain damage in chronic alcoholics: a review of the psychological evidence. In: Richter D (ed) Addiction and brain damage. Croom Helm, London

Tarter RE, Arria AM, Moss H, Edwards NJ, Van Thiel DH (1987) DSM-III criteria for alcohol abuse: associations with alcohol consumption behavior Alcoholism: Clin Exp Res 11:541-543

Tavares MA, Paula-Barbosa MM, Gray EG (1983) A morphometric Golgi analysis of the Purkinje cell dendritic tree after long-term alcohol consumption in the adult rat. J Neurocytol 12:939-948

Tavares MA, Paula-Barbosa MM (1983) Lipofuscin granules in Purkinje cells after long-term alcohol consumption in rats. Alcoholism: Clin Exp Res 7:302-306

Tavares MA, Paula-Barbosa MM (1984) Remodeling of the cerebellar glomeruli after long-term alcohol consumption in the adult rat. Brain Res 309:217-226

Taylor EM (1959) The appraisal of children with cerebral deficits. Harvard University Press Cambridge

Tewari S, Goldstein MA, Noble E (1977) Alterations in cell free brain protein synthesis following ethanol withdrawal in physically dependent rats. Brain Res 126:509-518

Tewari S, Murray S, Noble EP (1978) Studies on the effects of chronic ethanol ingestion on the properties of rat brain ribosomes. J Neurosci Res 3:375-387

Thomas A (1905) Atrophie laméllaire des céllules de Purkinje. Rev Neurol 13:917

Torvik A, Lindbö CF, Rodge S (1982) Brain lesions in alcoholics. J Neurol Sci 56:233-248

Torvik A, Torp S (1986) The prevalence of alcoholic cerebellar atrophy. A morphometric and histological study of an autopsy material. J Neurol Sci 75:43-51

Trabert W, Huber G, Bellaire W, Thielen T (1987) Klinische und computertomographische Verlaufsuntersuchung einer selbstinduzierten Wasserintoxikation. Nervenarzt 58:637-639

Trojan A (1980) Epidemiologie des Alkoholkonsums und der Alkoholkrankheit in der Bundesrepublik Deutschland. Suchtgefahren 26:1-17

Tumarkin B, Wilson JD, Snyder G (1955) Cerebral atrophy due to alcoholism in young adults. US Armed Forces Med J 6:67-74

Victor M, Herman K, White EE (1959) A psychological study of the Wernicke-Korsakoff Syndrome: results of Wechsler-Bellevue Intelligence Scale and Wechsler Memory Scale testing at different stages in the disease. Q J Stud Alcohol 20:467-479

Victor M, Adams RD, Collins GH (1971) The Wernicke-Korsakoff Syndrome. Blackwell, Oxford

Victor M, Adams RD (1985) The alcoholic dementias. In: Vinken PJ, Bruyn GW, Klawans HL (eds) Handbook of clinical neurology 2, 46. pp 335-352

Volk B (1984) Cerebellar histogenesis and synaptic maturation following pre- and postnatal alcohol administration. Acta Neuropathol (Berl) 63:57-65

Volk B, Maletz J (1985) Nuclear inclusions following chronic ethanol administration. An electron-microscopic investigation of the rat parietal cortex. Acta Neuropathol (Berl) 67:170-173

WHO (1951) Expert Committee on Mental Health: Report for the First Session of the Alcoholism Subcommittee. Techn Rep Ser No 42, Geneva

WHO (1952) World Health Organisation Techn Rep Ser 48, Geneva

Walker DW, Barnes DE, Riley JN, Hunter BE, Zornetzer SF (1980) Neurotoxicity of chronic alcohol consumption: an animal model. Psychopharm Alcohol pp 17-31

Walker DW, Barnes DE, Zornetzer SF, Hunter BE, Kubanis P (1980) Neuronal loss in hippocampus induced by prolonged ethanol consumption in rats. Science 209:711-713

Walker DW, Hunter BE, Abraham WC (1981) Neuroanatomical and functional deficits subsequent to chronic ethanol administration in animals. Alcoholism: Clin Exp Res 5:267-282

Wanke K (1970) Alkoholismus bei Frauen - Analyse klinischer Erfahrungen. In: Battegay R, Bochnik HJ (Hrsg) Alkoholismus bei Frauen. Hoheneck, Hamm

Wanke K (1985) Normal - Abhängig - Süchtig. Zur Klärung des Suchtbegriffs. In: Deutsche Hauptstelle gegen die Suchtgefahren (Hrsg) Süchtiges Verhalten Grenzen und Grauzonen im Alltag. Hoheneck, Hamm

Wanke K (1987) Zur Psychologie der Sucht. In: Kisker KP, Lauter H, Meyer JE, Müller C, Strömgren E (Hrsg) Abhängigkeit und Sucht. Springer, Berlin Heidelberg New York Tokyo, S 19-52)

Warner FJ (1934) The brain changes in chronic alcoholism and Korsakow's psychosis. J Nerv Ment Dis 80:629-644

Watson CG, Tilleskjor C, Hoodecheck-Schow EA, Pucel J, Jacobs L (1984) Do alcoholics give valid self-reports? J Stud Alcohol 45 4:344-348

Watzl H (1986) Die Vorhersage des Therapieerfolges bei alkoholkranken Frauen - eine empirische Untersuchung. IFT-Grundlagenforschung 2. Röttger, München

Wechsler D (1944) The measurement of adult intelligence. Williams & Wilkins, Baltimore

Wechsler D (1945) A standardized memory scale for clinical use. J Psychol 19:87-95

Wechsler D (1964) Die Messung der Intelligenz Erwachsener Textband zum HAWIE. Huber, Bern

Weeks JR (1962) Experimental morphine addiction: method for automatic intravenous injections in unrestrained rats. Science 138:143-144

Wegner Ch (1990) Ausmaß, Charakteristik und Reversibilität kognitiver Defizite bei chronischem Alkoholismus. Unveröff Diss Fak Soz-Verh Wiss Universität Tübingen

West JA, Hamre KN, Cassell MD (1986) Effects of ethanol exposure during third trimester equivalent on neuron number in rat hippocampus and dentate gyrus Alcoholism. Clin Exp Res 10:190-197

West JA, Kelly SJ, Pierce DR (1986) Severity of alcohol-induced deficits in rats during the third trimester equivalent is determined by the pattern of exposure. Alc Alcoholism (Suppl) 1:461-465

West JR, Lind MD, Demuth RM, Parker ES, Alkana RL, Cassell M, Black AC (1982) Lesion-induced sprouting in the rat dentate gyrus is inhibited by repeated ethanol administration. Science 218:808-810

Wieser S, Kunad E (1965) Katamnestische Studien beim chronischen Alkoholismus und zur Frage von Sozialprozessen bei Alkoholikern. Nervenarzt 36:477-483

Wilkinson DA (1982) Examination of alcoholics by computed tomographic (CT) scans: a critical review. Alcoholism. Clin Exp Res 6:31-45

Wilkinson A (1987) CT scan and neuropsychological assessments of alcoholism. In: Parsons O, Butters N, Nathan P (eds) Neuropsychology of alcoholism: implications for diagnosis and treatment. Guildford, New York London, pp 76-98

Wilkinson DA, Carlen PL (1980) Neuropsychological and neurological asessment of alcoholism. J Stud Alcohol 41 1:129-139

Williams G, Bydder GM, Kreel L (1980) The validity and use of computed tomography attenuation values. Br Med Bull 36:279-287

Wittchen H-U, Burke JD, Semler G, Pfister H, Von Cranach M, Zaudig M (1989) Recall and dating of psychiatric symptoms. Arch Gen Psychiatry 46:437-443

Wittchen H-U, Essau CA, Hecht H, Teder W, Pfister H (1989) Reliability of lifeevent assessments: test-retest reliability and fall-off effects of the Munich Interview for the assessment of life events and conditions. J Affect Disord 16:77-91

Yanai J, Waknin S (1985) Comparison of the effects of barbiturate and ethanol given to neonates on the cerebellar morphology. Acta Anat 123:145-147

Yohman JR, Parsons OA, Leber WR (1985) Lack of recovery in alcoholic's neuropsychological performance one year after treatment. Alcoholism: Clin Exp Res 9:114-117

Zerssen v D (1976) Die Beschwerden-Liste. Beltz, Weinheim

Zeumer H, Hacke W, Hartwich P (1982) A quantitative approach to measuring the cerebrospinal fluid space. Neuroradiology 22:193-197

Zipursky R, Lim D, Pfefferbaum A (1989) MRI Study of brain changes with short-term abstinence from alcohol. Alcoholism. Clin Exp Res 13:664-666

Sachverzeichnis

Abhängigkeitsdauer 32,39,41,92, 93,100
Abhängigkeitssyndrom 4
Abstinenzbedingungen 45,79
Abstinenzperiode 92,93
-,Dauer 92
Abstinenzrate 21
Abstraktionsvermögen 62,85
Alkoholabhängigkeit 1,3
-,Diagnosekriterien 12
-,neurobiologisches Modell 1
Alkoholexpositon 94
Alkoholgaben, perinatale 27
Alkoholismus 2
-,chronischer 10
-,Dauer 13,92
-,Definition 2
-,Diagnose 3
-,Diagnosekriterien 12
-,Neuropathologie 25
-,sozioökonomische Bedeutung 7
Alkoholkonsum 13
Alkoholmengen 13
Alkoholmißbrauch 3
Alter 41,74,93
Anamnese 32,39,71
Angaben, anamnestische 19
-,-,Gültigkeit 19
-,-,Zuverlässigkeit 19
Äthanol, Neurotoxizität 26
Atrophie 26
-,Rückbildung 59
Aufmerksamkeit 66
Aufnahme 93
Ausschlußkriterien 11,18
Auswertung, statistische 66
Axone 26
-,Degeneration 26

Beck Depressions Inventory (BDI) 15,19,72
Befunde, klinische 15
-,laborchemische 15
Behandlungsergebnisse 16,21
Benton-Test 65
Beschwerdeliste 15
Bezugsperson 10

Capsula interna 51
Category-Test 66
Computertomographie 10,29
-,Artefakte 52
-,Aufhärtungseffekte 52
-,Aufnahmeparameter 53
Cortisolspiegel 98
-,Erhöhung 98
CT-Dichte 47,50,53,85,87,89,100,101
-,Werte 37,48,49,53,56
-,Veränderungen 47,49,56
CT-Dichtemessungen 52,54
-,Zeitverlauf 54
CT-Liquorvolumetrie 38
CT-Volumetrie 54,55,58
-,Zeitverlauf 54

Defizite, neuropsychologische 72
Delirium tremens 72
Demenz, alkoholische 61
Dendritenaussprossung 28
Densitometrie 58
Depressivität 15,71,72
Defizite, hirnfunktionelle 73
-,kognitive 72
-,-,Rückbildung 73
Diagnostic and Statistical Manual of Mental Disorders (DSM III) 3
Dosis-Wirkungs-Beziehung 21,100

Dritter Ventrikel 30
-,Breite 30

Ebene, funktionelle 89
-,morphologische 89
Einschätzung, visuelle 30
Einschlußkriterien 11
Entzugssyndrom 92,93
Erythrozytenvolumen 32,40,92,93
Evans-Index 30

Fähigkeiten, kognitive
   70,76,77,79,80,85,100,101
-,-,komplexe 76,77,80,85,100,101
-,nonverbale 94
-,visuomotorische 70,80,94
Faktoren,erste kanonische 92
-,zweite kanonische 92
Faktorenmuster 69
Flexibilität, kognitive 63,66,85
forensische Auffälligkeiten 18
Frontalhorndistanz, maximale 30
Fünfzehnwörterliste 65,78

Gamma-GT 40,92,93
Gantry, Kippung 34
Gedächtnis 62,65
-,nonverbales 65,70,79,85,88,100,101
-,räumliches 62
-,verbales 62,66,70,79,85,86,100
Gedächtnisfunktion 79,82
-,Störungen 79
Gedächtnisleistungen 83
Gedächtnisstörungen 63
Gehirnmorphologie 94
Gemeindenähe 23
Geschlecht 33,42
Geschwindigkeit, psychomotorische 62
Gewicht 40
Großhirnatrophie 25
Großhirnrindenatrophie 97
Gruppe, geschlossene 23
Gruppenkohäsion 23

Halstead-Reitan-Battery (HRB) 66,79
Hamburg-Wechsler-Intelligenztest für
   Erwachsene (HAWIE) 66,78
Hippocampus 28
Hirnatrophie 41,82,97,98
-,Reversibilität 95
-,Rückbildung 45,58,95
Hirngewebe 95
Hirngewichte 26,43

Hirnmorphologie 32,39,82
Hirnvolumina 26,43
Hounsfieldeinheiten 36,53
Huckman-Zahl 30
Hypothesen, pathogenetische 95

Independent-Groups-Design 74
Intelligenz 63,64
-,allgemeine 66
Interraterreliabilität 53

Katamnese 16,78
Kernspintomographie 10
Kleinhirn 28,92
-,Neurologiescore 92
Kleinhirnrindenatrophie 25,96
Kleinhirnscore 16
Kontrollgruppe 12
Kontrollpersonen 18
Kontrollverlust 3
Konzentration 65,66
Kortex, zerebraler 29
Koordination, visuomotorische
   65,76,77,79,100
Korrelationsberechnung, kanonische nach
   Hotelling 91,94
Korsakow-Syndrom 62
Kortikosteroide 97
-,Bedeutung, pathogenetische 97
Krampfanfälle, zerebralorganische 72

Laborbefunde 39
Leberstatus 32
Leistungen, kognitive 62,73,78
-,neuropsychologische 84,94
-,psychische 71
-,psychologische 81
-,-,Verbesserung 75,76,78
-,visuomotorische 101
Leistungsdefizite, kognitive 73,79
-,-,Rückbildung 73
-,-,visuomotorische 79
Leistungsprüfsystem (LPS) 64-66,78,
   90
-,Untertest 4 90
Lernleistungen 83
Liquorräume 37,38,40,83,85
-,äußere 39,55,57,87,92,100,101
-,innere 39,55,57,87,92,100,101
-,Volumetrien, direkte 37
Liquorvolumen 35,47
-,Rückgang 46
-,Veränderung 49

Liquorvolumina, äußere 85,89
-,innere 85,89

Magnetresonanztomographie 31,59,101
-,Liquorvolumina 57
-,Relaxationszeiten 57
-,Zeitverlauf 54
Marklager, frontales 50,92
Mehrebenenvergleich 90,91
-,multivariater 90
Mehrfachwahl-Wortschatz-Test (MWT-B) 64
Meßwerte, lineare 30
Michigan Alkoholism Screening Test (MAST) 4
Motorische Leistungsserie (MLS) 65
Münchner Alkoholismus Test (MALT) 4,7,10,12,40
-,Fremdbeurteilung 92,93
-,Selbstbeurteilung 92

Neuronendichte, reduzierte 43
Neuropil 98
-,Schädigung, toxische 98
Neuropsychologie 10,62
Neuropsychologische Testbatterie 65
Nucleus caudatus 51,92

Orientierung, räumliche 62
-,visuelle 62

Partialvolumeneffekte 52
Pilotstudie 85
Pixel 53
Pneumenzephalographie 29
Polyneuropathiescore 16
Prävalenz 5
Probemessungen 34
Problemlösen 62
Proteinsynthese 97
-,Reduktion 97
Psychomotorik 66
Psychopathologie 15
Psychosyndrom, organisches 61

Querschnittuntersuchung 88

Regenerationshypothese 96
Region of Interest 36,53
Rehydratation 95
Rehydratationshypothese 59,95,101
Research Diagnostic Criteria (RDC) 3,10
Retestreliabilität 11

Reversibilität, funktionelle 97
-,morphologische 97
Revisionstest 65
Rindenatrophien 42

Scannerdrift 52,54
Scannerinstabilität 52
Schwellenwert 37
Seitenventrikel 83
soziodemographische Daten 13
Stichprobe 12
-,Auswahl 17
-,Beschreibung 12
-,Charakteristika 17
-,Homogenität 19
Stichprobeneffekt 80
Studien, in vitro 29
Sulci, erweiterte 46
Syndrome, psychopathologische 61

Testbatterie, neuropsychologische 78
-,psychologische 100
Testergebnisse, neuropsychologische 89
Testretest-Design 75,79
Testretest-Reliabilität 74
Thalamus, anteriorer 51
-,-,CT-Dichte 85,87
-,Dichte 92
-,dorsomedialer Kern 50,51,82,83, 85-89,101
-,ventraler 51,87,88,101
Tiermodell 26,45
Toleranz 3
Trail Making Test B 66,78
Trinkanamnese 13,21,100
-,Reliabilität 21
Trinkdauer 32
Trinkmengen 32,39,41,92,93

Untersuchungen, neuropsychologische 10,53,63
-,magnetresonanztomographische 49,53
-,-,Methodik 53,63
-,Zeitpunkte 10

Varimaxrotation 69
Ventrikel-brain-Ratio 30
Ventrikelindex, dritter 83
Ventrikelsystem, Weite 81
Ventrikel, vergrößerte 46
Verbesserungen, neuropsychologische 87
-,-,Korrelation 87

Verfahren, bildgebende 29,46
-,-,Methodik 34
-,planimetrische 30
Verlaufsmessung 84
Verlaufsuntersuchungen 45,46,79,89
-,kontrollierte 89
-,Methodik 74
-,neuropathologische 45
Versuchspersonen 11

Versuchsplan 9
Volumen, intrakranielles 34

Wahrnehmung, räumliche 85
Wegner-Linien-Test 66
Wiederholungseffekt 74

Zellschädigung 26
Zwillingspaare 31, 48

Anhang

Strukturierte Suchtanamnese
Psychiatrische Universitätsklinik Tübingen

© 1992
Version IV

Bogen für Therapeuten und Ärzte
(Bitte in der 1. Woche nach Aufnahme ausfüllen)

Bitte immer
Adressette
aufkleben

heutiges Datum:
☐☐☐☐☐☐
(Therapeut/-in)

heutiges Datum:
☐☐☐☐☐☐
(Arzt/Ärztin)

In diesem Dokumentationsheft ist zu jeder Frage nur <u>eine</u> ⬚Antwort⬚ möglich.
Bitte beantworten Sie <u>jede</u> Frage.

Bei Items nit diesem Symbol

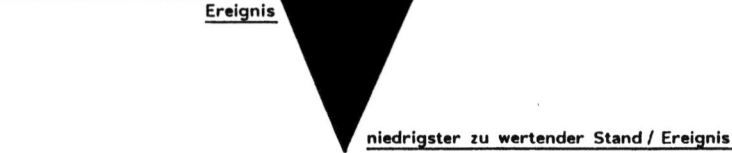

höchster zu wertender Stand / Ereignis

niedrigster zu wertender Stand / Ereignis

Bitte hierarchisch d.h. von oben nach unten vorgehen. Ist eine Antwort gegeben, so brauchen Sie die folgenden Aussagen nicht mehr zu prüfen.

- 2 -

A **Personalien** (Geburtsdatum, Alter, Geschlecht, Verweildauer)

B SOZIALE ANAMNESE

1. a) <u>Familienstand</u>: ledig = 1
   verheiratet, mit Ehepartner zusammenlebend = 2
   verheiratet, vom Ehepartner getrennt lebend = 3
   geschieden = 4
   verwitwet = 5 ☐

   b) <u>akute Partnerschaftssituation</u>:
   feste Partnerschaft, gemeinsame Wohnung = 1
   feste Partnerschaft, getrennte Wohnung = 2
   Trennung vom festen Partner = 3
   "Single" (kurzfristige bzw. zeitweilige Beziehungen) = 4
   keine Partnerschaften = 5 ☐

2. <u>Hausstand bzw. soziale Integration</u>:

   allein lebend = 1
   im Heim lebend = 2
   mit Ehemann/-frau bzw. Lebensgefährten/-in zusammenlebend = 3
   mit Verwandten oder engen Beziehungspersonen zusammenlebend = 4
   (Eltern, Geschwistern, Kindern, Großeltern, Wohngemeinschaft;
    aber o h n e Ehepartner bzw. Lebensgefährten) ☐

3. <u>Patient bzw. Patientin hat eigene Kinder</u>: nicht zutreffend = 0, zutreffend = 1 ☐

4. <u>Wohnverhältnisse</u>: Eigenheim bzw. Eigentumswohnung = 1
   Mietwohnung = 2
   Zimmer (zur Untermiete bzw. fester Heimplatz) = 3
   ohne festen Wohnsitz = 4
   (auch Männerwohnheim, Übernachtungsheim etc.) ☐

5. Schulbildung:

Anmerkung: a) bitte nur den höchsten erreichten Schulabschluß markieren.

b) kein Schulabschluß ?? = den nächst niederen Schulabschluß markieren (z.B. Gymnasium abgebrochen = Realschulabschluß)

Sonderschule = 1
Hauptschule = 2
Realschule einschließlich den Schulen,
mit denen ein Realschulabschluß erreicht wird = 3
Gymnasium (Fachhochschulreife bzw. Abitur) = 4

☐

6. Berufsausbildung:

Anmerkung: Bitte immer die abgeschlossene Berufsausbildung markieren, auch wenn sich der Patient z.Zt. in einem weiteren Ausbildungsverhältnis befindet.

Lehre abgeschlossen = 1

Fachschule abgeschlossen = 2

Fachhochschule bzw. Universität abgeschlossen = 3

z.Zt. in Lehre, Fachschule, Fachhochschule bzw. Universität, aber k e i n e abgeschlossene Berufsausbildung = 4

Keinen Berufsabschluß und in keinem Ausbildungsverhältnis = 5
(Lehre, Fachsschule, Fachhochschule bzw. Univerität)

☐

7. Erwerbstätigkeit:

Anmerkung: Eine bezahlte Berufsausbildung (z.B. Lehre) gilt als erwerbstätig.

Selbständige: je nach Umfang der Tätigkeit bei 1 oder 2 zuordnen.

voll erwerbstätig (mehr als 20 Stunden pro Woche bezahlter Tätigkeit) = 1

teilweise erwerbstätig (19 bis 19 Stunden pro Woche bezahlter Tätigkeit) = 2

z.Zt. in Schule, Fachschule, Fachhochschule, Universität oder ähnliches = 3

Hausfrau/Hausmann = 4
(betragen die Wochenstunden 10 bis 19 Stunden bei zusätzlicher Berufstätigkeit, dann bitte markieren bei teilweise erwerbstätig = 2)

Rentner = 5
(betragen die Wochenstunden 10 bis 19 Stunden bei zusätzlicher Berufstätigkeit, dann bitte markieren bei teilweise erwerbstätig = 2)

arbeitslos = 6

Frührentner (Berufsunfähigkeits- oder Erwerbsunfähigkeitsrente) = 8
(betragen die Wochenstunden 10 bis 19 Stunden bei zusätzlicher Berufstätigkeit, dann bitte markiern bei teilweise erwerbstätig = 2)

☐

8. **Wieviele Wochen war der Patient in den letzten 12 Monaten in einem Beschäftigungsverhältnis?**

   Anmerkung: Bitte jede bezahlte Tätigkeit von mindestens 10 Wochenstunden berücksichtigen (auch, wenn krankgeschrieben).

   Wochen: ......

9. **Wieviele Wochen war der Patient in den letzten 12 Monaten krankgeschrieben?**
   (Nur für Zeiten, in denen der Patient in einem Arbeitsverhältnis stand. Schüler, Studenten, Hausfrauen, Rentner = 99)

   (bis zu 3 Tagen = 0, ab 4 Tagen bis zu 7 Tagen = 1 Woche)

   Wochen: ......

10. **Wielange wurde der Patient in den letzten 12 Monaten stationär behandelt?**
    (a u ß e r stationärer Entgiftung bzw. Entwöhnung)

    (bis zu 3 Tagen = 0, ab 4 Tagen bis zu 7 Tagen = 1 Woche)

    Wochen: ......

11. **Erwerbstätigkeit des Partners:**

    Anmerkung: siehe Punkt 7

    vollerwerbstätig (siehe Punkt 7) = 1
    teilweise erwerbstätig (siehe Punkt 7) = 2
    z.Zt. in Schule, Fachschule, Fachhochschule, Universität bzw. ähnliches = 3
    Hausfrau/Hausmann (siehe Punkt 7) = 4
    Rentner (siehe Punkt 7) = 5
    arbeitslos = 6
    kein Partner = 7
    Frührentner (Berufsunfähigkeits- bzw. Erwerbsunfähigkeitsrente)
    (siehe Punkt 7)

C ALKOHOLANAMNESE

12. a) **Erster Alkoholkonsum im Alter von:** ...... Jahren

    b) **Erster Rausch im Alter von:** ...... Jahren
       bisher ist kein Rausch aufgetreten = 00

13. **Regelmäßiger Alkoholkonsum im Alter von:** ...... Jahren
    (mögliche Frage: "Ab wann wurde das Alkoholtrinken in Ihrem Leben zu einem ganz normalen Lebensbestandteil?")
    Diese Frage kann auch von jedem sozialen Trinker beantwortet werden.

14. **Patient betreibt Alkoholmißbrauch seit dem:** ...... Lebensjahr
    (trinkt vermehrt Alkohol bzw. trinkt zuviel Alkohol)

15. **Patient ist alkoholabhängig seit dem:** ...... Lebensjahr
    (Einsetzen des ersten Kontrollverlustes oder
    Einsetzen erster körperlicher Abhängigkeitszeichen)
    Patient ist nicht alkoholabhängig = 00

    Patient ist zwar alkoholabhängig, macht jedoch keine Angaben = 99
    (Bitte nur im äußersten Notfall markieren, z.B.:
    wenn nicht einmal eine Schätzung möglich ist)

16. **Wann traten im Zusammenhang mit Alkohol erstmals Auffälligkeiten bzw. Beschwerden auf?**

    a) **soziale Auffälligkeiten:**
    (z.B. Kündigung, Schulden, Führerscheinentzug, Haftstrafe)

                    im Alter von: ...... Jahren

    Es gibt ganz offensichtlich soziale Auffälligkeiten,
    Patient gibt diese jedoch nicht an = 99

    Es gibt keine sozialen Auffälligkeiten = 00

    b) **psychische Beschwerden:**
    (z.B. Unruhe, Angst, depressive Verstimmung)

                    im Alter von: ...... Jahren

    Patient hat ganz offensichtlich psychische Beschwerden,
    gibt diese jedoch nicht an = 99

    Patient hat keine psychischen Beschwerden = 00

    c) **körperliche Beschwerden:**
    (z.B. Zittern, Schweißausbrüche, Schlafstörungen, Übelkeit, Appetitlosigkeit, Gewichtsverlust)

                    im Alter von: ...... Jahren

    Patient hat ganz offensichtlich körperliche Beschwerden,
    gibt diese jedoch nicht an = 99

    Patient hat keine körperlichen Beschwerden = 00

17. <u>Toleranzminderung:</u>   ▼   Toleranzminderung = 1
Toleranzsteigerung = 2
keine Toleranzveränderung = 3

18. <u>Zustand der Alkoholisierung bei der Aufnahme auf Station A6 bzw. Station B6:</u>

   Patient kam abstinent zur Aufnahme = 666
   Patient kam alkoholisiert zur Aufnahme, AAK betrug: .... Promille
   Patient ist kein Alkoholiker = 999

19. <u>Dauer der auch wie immer erreichten Abstinenz am Tage der Aufnahme auf Station A6 bzw. Station B6:</u>

   (d.h.: hier soll die Gesamtdauer der Abstinenz vor der Aufnahme bei uns erfaßt werden, gleichgültig, ob der Patient es zuhause allein geschafft hat einige Tage abstinent zu bleiben, oder ob er zuvor in einer stationären Einrichtung (z.B. Mediz.Klinik) war und dadurch seien Abstinenz zustande kam.)

   Angabe in Tagen: ......
   weniger als 24 Stunden = 00
   Patient ist kein Alkoholiker = 99

20. <u>Zustand der Alkoholisierung am Tag der stationären Aufnahme, gleichgültig wo der Patient zuerst stationär aufgenommen wurde:</u>

   (d.h.: daß hier bei der Verlegung aus anderen Kliniken o.ä. der Zustand der Alkoholisierung bei Aufnahme <u>d o r t</u> erfragt und markiert werden muß.
   Bei Direktaufnahme auf Station A6/B6 bitte die Angabe von Punkt 18 übernehmen.)

   Patient kam abstinent zur Aufnahme = 666
   Patient kam alkoholisiert zur Aufnahme, AAK ist nicht bekannt = 777
   Patient kam alkoholisiert zur Aufnahme, AAK betrug: .... Promille
   Patient ist kein Alkoholiker = 999

21. a) <u>Wieviele Wochen im letzten Jahr vor der Aufnahme war der Patient v o l l s t ä n d i g   abstinent?</u>

   Wochen (auch Schätzung): ......
   Patient war nicht abstinent = 00

   b) <u>Abstinenzperioden in der Zeit des abhängigen Trinkens während der letzten 2 Jahre:</u>

   ▼   Abstinenzperiode von mehr als 1 Jahr = 4
   mehrmals Abstinenzperioden von mehr als 3 Monaten = 3
   immer wieder monateweise abstinent = 2
   mehrfache Abstinenzdauer von mindestens 1 Woche = 1
   keine wesentlichen Abstinenzperioden = 0

- 7 -

22. Art und Anzahl der Suchtbehandlungen v o r jetziger Aufnahme:

aa) ambulante Entgiftungen:

1. Anzahl der ambulanten Entgiftungen: ......, nicht zutreffend = 00

2. erste ambulante Entgiftung: 19......, nicht zutreffend = 00

3. letzte ambulante Entgiftung: 19......, nicht zutreffend = 00

ab) stationäre Entgiftungen:

1. Anzahl der stationären Entgiftungen: ......, nicht zutreffend = 00

2. erste stationäre Entgiftung: 19......, nicht zutreffend = 00

3. letzte stationäre Entgiftung: 19......, nicht zutreffend = 00

ba) ambulante Entwöhnungen:

1. Anzahl der ambulanten Entwöhnungen: ......, nicht zutreffend = 00

2. erste ambulante Entwöhnung: 19......, nicht zutreffend = 00

3. letzte ambulante Entwöhnung: 19......, nicht zutreffend = 00

bb) stationäre Entwöhnungen:

1. Anzahl der stationären Entwöhnungen: ......, nicht zutreffend = 00

2. erste stationäre Entwöhnung: 19......, nicht zutreffend = 00

3. letzte stationäre Entwöhnung: 19......, nicht zutreffend = 00

c) Teilnahme an Selbsthilfegruppen:

Anmerkung: Nur markieren, wenn Patient regelmäßig 1 mal pro Woche für mindestens 3 Monate die Selbsthilfegruppe besucht hat.

1. Zeitraum des Besuches der Selbsthilfegruppe: ...... Monate
nicht zutreffend = 00

2. erster Besuch der Selbsthilfegruppe: 19......, nicht zutreffend = 00

3. letzter Besuch der Selbsthilfegruppe: 19......, nicht zutreffend = 00

Seite 8: 23. Trinkmengen im l e t z t e n Monat vor Beginn der aktuellen Abstinenz:

Seite 9: 24. Trinkmengen während des letzten Jahres vor jetziger Aufnahme:
(bezogen auf Zeiten, in denen regelmäßig Alkohol getrunken wurde)

Seite 10: 25. Alkoholanamnese der letzten 5 Jahre vor der jetzigen Aufnahme:
(bezogen auf Zeiten, in denen regelmäßig Alkohol getrunken wurde)

jeweils ⟶   Angabe: Liter/Tag

pro Tag	maximale Trinkmenge	durchschnittliche Trinkmenge
Bier:		
Wein:		
Most:		
Schnaps:		
synthetischer Alkohol:		
andere Sorten:		

Klartext andere Sorten:

Klartext Trinkgewohnheiten:

maximal   Gramm-Angabe/Tag   durchschnittlich

Bier
Wein
Most
Schnaps
synthetischer Alkohol
andere Sorten Alkohol
GESAMTSUMME

Seite 11: Punkt 26 + Punkt 27: Fragen zur Motivation

- 12 -

Arzt/Ärztin

FAMILIEN-ANAMNESE

28. <u>Familiäre Belastung</u>:

<u>Anmerkung</u>: Bitte markieren, wenn entweder eine Alkoholkrankheit eines Verwandten bekannt ist oder der Patient eine so schwere Alkoholproblematik eines Verwandten beschreibt, daß es überwiegend wahrscheinlich ist, daß dieser alkoholkrank war / ist.

Verwandte 1. Grades (Eltern, Geschwister, Kinder) = 1
Verwandte 2. Grades (Onkel / Tante, Cousin / Cousine, Großeltern) = 2
familiäre Alkoholbelastung ist nicht bekannt = 0   ☐

Klartext: _____

_____

29. a) <u>Andere psychiatrische Erkrankungen sind in der Familie bekannt:</u>
(Bei einem oder zwei Verwandten 1. Grades lag/liegt eine der folgenden Erkrankungen vor.)

▼ Angabe für 2 Verwandte möglich.

Bite die zutreffende Diagnose-Ziffer im entsprechenden Kästchen eintragen.

Hirnorganische Erkrankung (Demenz, Schwachsinn vor dem 65. Lebensjahr) =

Schizophrenie oder schizophrenieforme Störungen = 1

schizoaffektive Psychose = 2

depressive und Angst-Erkrankung = 3
(Major Depression, bipolare Psychose, depressive Neurose, Angsterkrankung)

reine Manie = 4

eindeutige Persönlichkeitsstörung = 5

diagnostisch klar definierbare Neurose (außer rein depressive Neurose)
oder psychosomatische Erkrankung) = 6

keine andere psychiatrisch relevante Erkrankung bekannt = 0

<u>V e r w a n d t e   1. G r a d e s</u>

1. Möglichkeit   2. Möglichkeit
☐   ☐

Erkrankung der Verwandten 1. Grades: Bitte Klartext falls mehrere Erkrankungen
bei   e i n e m   Verwandten vorliegen, insbesondere Depression und/oder Angst:

_____

_____

_____

_____

29. b) <u>Suicide sind in der Familie bekannt:</u>   nicht zutreffend = 0, Anzahl: ...... ☐

Klartext: _____

_____

- 13 -

Anamnese des Patienten

30. __Amnestische Episoden__:

   sind während der Suchtentwicklung vorgekommen = 1
   sind nicht vorgekommen = 0

31. __Delirium tremens__:

   Anzahl der Delierien während der Suchtentwicklung: ......
   sind nicht vorgekommen = 00

32. __Krampfanfälle__:

   Anzahl der Krampfanfälle während der Suchtentwicklung: ......
   sind nicht vorgekommen = 00

33. __Distraneurinbehandlungen sind in der Vorgeschichte bekannt__:

   Anzahl der Distraneurinbehandlungen: ......
   nicht bekannt = 00

34. __Distraneurinabhängigkeit ist in der Vorgeschichte bekannt__:

   zutreffend = 1, nicht zutreffend = 0

35. __Aufenthalte in psychiatrischen Kliniken sind in der Vorgeschichte bekannt__:
   (Alkoholprobleme ausgenommen.
   z.B. wegen Depression, Schizophrenie, Persönlichkeitsstörungen, etc.)

   Anzahl: ......, nicht bekannt = 00

36. __Suicidversuche sind in der Vorgeschichte bekannt__:

   Anzahl der Suicide: ......, nicht bekannt = 0

37. __Einnahme von illegalen Drogen zu irgend einem Zeitpunkt der Suchtentwicklung in "relevanter Menge", d.h. mehr als 5 mal__:

   Heroin = 1
   Kokain = 2
   LSD und Designerdrogen = 3
   Haschisch = 4
   keine illegalen Drogen = 0

   Klartext: (Bitte aufführen, welche Drogen mehr als 5 mal genommen wurden)

38. Einnahme von Medikamenten, die eine Abhängigkeit verursachen können, zu irgendeinem Zeitpunkt während der Suchtentwicklung in relevanter Menge:

Anmerkung: Nicht markieren, wenn der Patient während einer akuten Erkrankung, die nicht länger als 4 Wochen gedauert haben darf, eines dieser Medikamente auf ärztliche Anordnung eingenommen hat.
J e d e Einnahme über den Zeitraum von 4 Wochen hinaus, auch auf ärztliche Anordnung ist zu markieren.

a) Benzodiazepine: nicht zutreffend = 0, zutreffend = 1 ☐

b) Barbiturate oder Metaqualon: nicht zutreffend = 0, zutreffend = 1 ☐

c) Amphetamine oder andere Aufputschmittel: nicht zutreffend = 0, zutreffend = 1 ☐

d) Hustenmittel mit Codein oder andere Codeinpräparate: nicht zutreffend = 0, zutreffend = 1 ☐

e) jede Form von Schmerzmitteln: nicht zutreffend = 0, zutreffend = 1 ☐

f) Antabus, Altimol oder andere auf die Alkoholkrankheit direkt ausgerichtete Substanzen: (Tiapridex, Aotal, etc.) nicht zutreffend = 0, zutreffend = 1 ☐

39. Einnahme von psychisch wirksamen Medikamenten "mit Suchtpotential" in der Gesamtschau:

Hat der Patient jemals Medikamnete mit Suchtpotential über mehr als 4 Wochen eingenommen?
nicht zutreffend = 0, zutreffend = 1 ☐

40. Sonstige Medikamenteneinnahme in den letzten 3 Monaten vor jetziger stat. Aufnahme:

a) andere Psychopharmaka (nicht Punkt 38): nicht zutreff.= 0, zutreffend = 1 ☐

b) alle anderen Medikamente: nicht zutreff.= 0, zutreffend = 1 ☐

41. Nikotinkonsum: (seltener Nikotinkonsum = 00)

a) Zigarretten: nicht zutreffend = 00, Anzahl pro Tag: ......

b) Zigarren: nicht zutreffend = 00, Anzahl pro Tag: ......

c) Pfeifen: nicht zutreffend = 00, Anzahl pro Tag: ......

42. Leitsymptom der Abhängigkeit nach Anamneseerhebung und Beurteilung:

vorwiegend Kontrollverlust = 1
vorwiegend Spiegeltrinken = 2
Kontrollverlust und Spiegeltrinken = 3
andere Abhängigkeitszeichen dominieren (siehe DSM-III-R) = 4
es lagen keine eindeutigen Abhängigkeitszeichen vor = 0 ☐

Standardisierter neurologischer Befund
Psychiatrische Universitätsklinik Tübingen

© Mann et al. 1986

Name: _____ Geb.-Dat.: ☐☐☐☐☐ Unters.: _____

Aufnahme-Datum: ☐☐☐☐☐ Untersuchungs-Datum: ☐☐☐☐☐

	0	1	2	3
I. Peripheres Nervensystem:	7 - 8/8	5 - 6/8	3 - 4/8	0 - 2/8
1. Sensibilität: a) Tiefensibilität: (Stimmgabelprüfung)				
b) Oberflächensensibilität (distal, nicht-radikuläre Hypalgesie/-ästhesie)				
2. Muskeltrophik: Atrophiegrad:				
3. Muskeleigenreflexe:	BER=AER	BER<AER	(+)	(-)
a) PSR:				
b) ASR:				
II. Cerebellum:				
1. Gang- und Standproben:				
a) Standprobe:				
b) Seiltänzergang:				
c) Gang:				
2. Koordination: a) FNV:				
b) KHV:				
3. Optokinetik:				
a) Blickfolgesakkadierung:				
b) Blickrichtungsnystagmus:				

Errechnung des Neurologie-Scores

Jedes angekreuzte Kästchen zählt soviel Punkte wie die Zahl in der obersten Reihe angibt.

(0, 1, 2, 3)

a) Score PN: ☐☐

b) Score Cerebellum: ☐☐

Springer-Verlag und Umwelt

Als internationaler wissenschaftlicher Verlag sind wir uns unserer besonderen Verpflichtung der Umwelt gegenüber bewußt und beziehen umweltorientierte Grundsätze in Unternehmensentscheidungen mit ein.

Von unseren Geschäftspartnern (Druckereien, Papierfabriken, Verpackungsherstellern usw.) verlangen wir, daß sie sowohl beim Herstellungsprozeß selbst als auch beim Einsatz der zur Verwendung kommenden Materialien ökologische Gesichtspunkte berücksichtigen.

Das für dieses Buch verwendete Papier ist aus chlorfrei bzw. chlorarm hergestelltem Zellstoff gefertigt und im ph-Wert neutral.

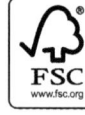

MIX
Papier aus verantwortungsvollen Quellen
Paper from responsible sources
FSC® C105338

If you have any concerns about our products,
you can contact us on
ProductSafety@springernature.com

In case Publisher is established outside the EU,
the EU authorized representative is:
**Springer Nature Customer Service Center GmbH
Europaplatz 3, 69115 Heidelberg, Germany**

Printed by Libri Plureos GmbH
in Hamburg, Germany